Matejka
**Treib' die Krankheit
aus dem Körper**

Dr. med. Rainer Matejka

Treib' die Krankheit aus dem Körper –

Wie Ihnen ausleitende Verfahren helfen

Wenn die Schulmedizin nicht mehr weiter weiß:
So nutzen Sie Schröpfen, Pflanzenheilkunde & Co.
bei zahlreichen Beschwerden

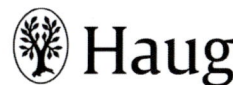 Haug

Bibliografische Information der Deutschen Bibliothek
Die Deutsche Bibliothek verzeichnet diese Publikation in der Deutschen
Nationalbibliografie; detaillierte bibliografische Daten sind im Internet über
http://dnb.ddb.de abrufbar

© 2003 Karl F. Haug Verlag in MVS Medizinverlage Stuttgart GmbH & Co. KG.,
Oswald-Hesse-Str. 50, 70469 Stuttgart

Programmplanung: Dr. Elvira Weißmann-Orzlowski
Bearbeitung: Susanne Arnold
Fotos: Photodisc, Manfred Arnold
Umschlagfotos: ZEFA (vorn), Mauritius (hinten)
Umschlaggestaltung: Cyclus · Visuelle Kommunikation, Stuttgart
Satz: Fotosatz H. Buck, 84036 Kumhausen
Druck und Verarbeitung: Westermann Druck Zwickau GmbH

www.haug-gesundheit.de

ISBN-3-8304-2098-6   1 2 3 4 5

Neue Hippokratische Medizin

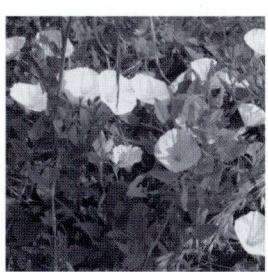

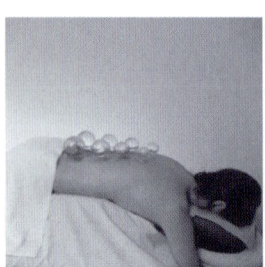

Verschiedene Ausleitungsverfahren

Krankheiten und Symptombilder

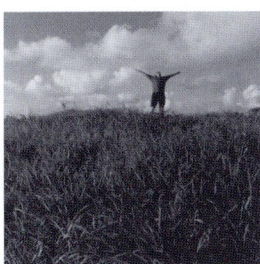

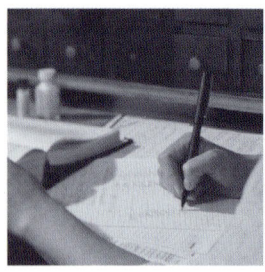

Tipps für den Umgang mit dem Arzt und die richtige Gesprächsführung

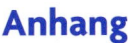

Anhang

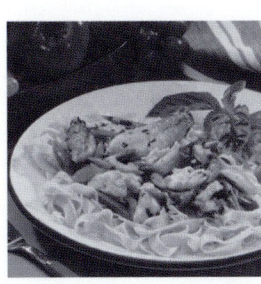

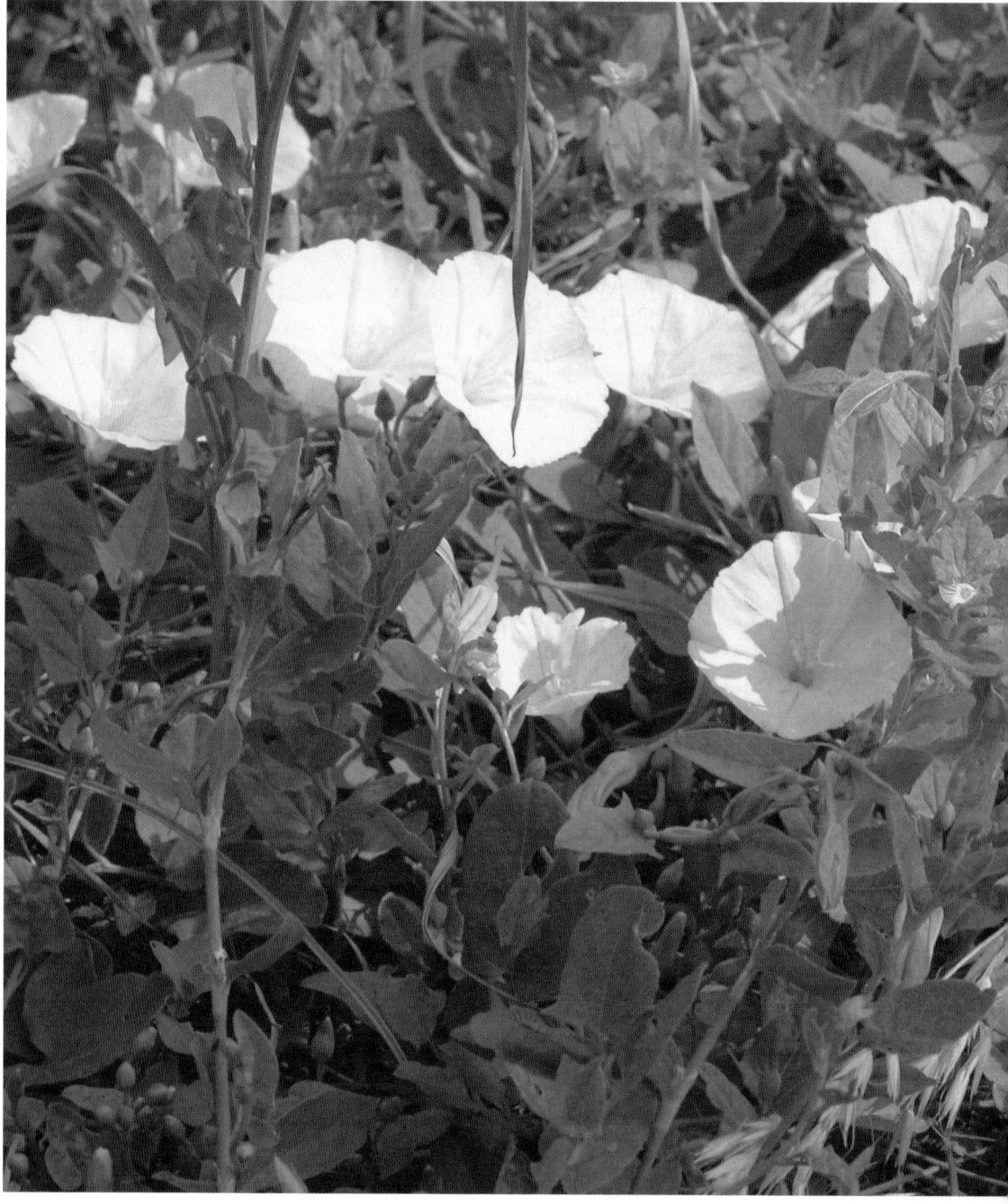

Neue Hippokratische Medizin

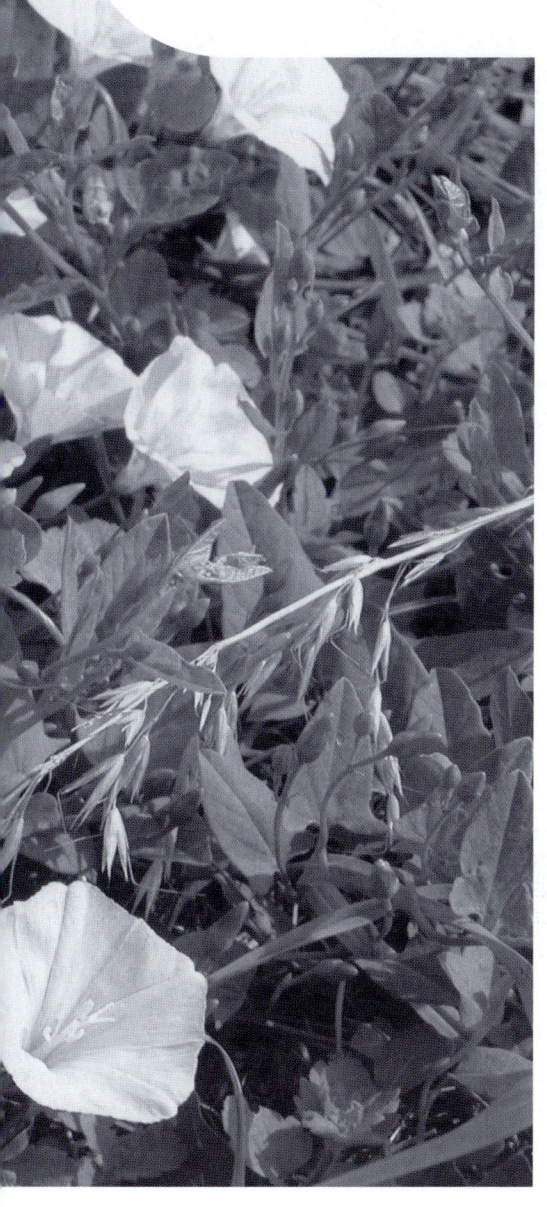

Man kann es drehen und wenden wie man will: unser Gesundheitswesen braucht nicht nur eine tief greifende Reform des Krankenversicherungswesens, sondern auch eine medizinisch-inhaltliche Erneuerung. Die Mehrzahl der Erkrankungen fällt nicht schicksalhaft vom Himmel. Sie ist Folge unseres „süßen Lebens" in der Wohlstandsgesellschaft. Weiterentwickelte hippokratische Medizin kann uns aus dem Dilemma bloßer Symptombehandlung befreien!

Von atemberaubenden Fort-schritten und Rückschritten in der modernen Medizin

Gehen wir einmal gut 20 Jahre zurück. Damals gab es noch keine Computertomographien. Um den Kopf genauer zu untersuchen, wurde Luft in das Ventrikelsystem, also die Hirnhohlräume, injiziert. Dann konnte man röntgen und anhand möglicher Verformungen dieser Hirnventrikelräume tumoröse Verdrängungen oder Blutungen im Kopf vermuten. Die Aussagen waren jedoch sehr ungenau, da nur dann ein Befund zu erheben war, wenn auch die Ventrikelräume deformiert waren. Die Lokalisation eines Schlaganfalles, zumal dann, wenn er nicht sehr ausgedehnt war, war dadurch ebenso wenig möglich wie die Beurteilung der Hirnsubstanz selbst. Dies hat sich, wie wir mittlerweile wissen, grundlegend geändert. Heute kann man mit der Computertomographie, besser noch mit der Kernspintomographie (MRT), sehr detaillierte Aussagen über Art, Ausprägung und Umfang einer Erkrankung im Kopfbereich machen. Der weitere Vorteil: Die modernen Methoden sind nicht invasiv, belasten also den Körper kaum, wohingegen das damalige Einbringen von Luft eine Tortur war. Oft litten die Patienten wochen- und monatelang danach unter Kopfschmerzen, Schwindelzuständen oder anderen Missempfindungen.

Zweifellos sehen wir hier ein Beispiel der epochalen Fortschritte, die die moderne Medizin gemacht hat. Die Weiterentwicklung bildgebender Verfahren erlaubt wesentlich genauere Diagnosen. Wo früher vieles nur spekulativ war, kann heute exakt festgelegt werden.

Wesentliche Fortschritte bei Operationen

Ähnliche epochale Fortschritte können wir im Bereich operativer Maßnahmen finden, wo durch immer ausgefeiltere Technik immer kompliziertere Operationen routinemäßig und mit großem Erfolg durchgeführt werden können. War vor rund 20 Jahren die Totalentfernung der Prostata eine selten durchgeführte, aufwendige und gefährliche Operation, ist sie heute zum routinemäßigen Eingriff urologischer Abteilungen geworden. Gleichwohl weist sie immer noch eine beträchtliche Komplikationsrate auf.

Betrachten wir allerdings diesen medizinischen Fortschritt etwas näher, stellen wir fest, dass es sich vielfach um einen medizinisch-technischen Fortschritt, weniger um einen logistischen Fortschritt der Medizin handelt.

Moderne Medikamente oder alte Hausarztmittel?

Nicht so eindeutig sind auf der anderen Seite die Fortschritte in der Pharmakologie. Mit modernen Blutfettsenkern vom Typ der CSE-Hemmer ist es möglich, nachhaltig erhöhte Cholesterinwerte in einen ungefährlichen Bereich abzusenken. Eine wirklich ursächliche Therapie ist damit aber ebenso wenig eingeleitet, wie bei der Behandlung des Bluthochdruckes mit immer neuen blutdrucksenkenden Mitteln. Ob der die Sterblichkeitsrate angeblich deutlich senkende Einsatz der modernen Substanzgruppe der „Sartane" einem völlig aus der Mode gekommenen Uralthausarztmittel wie Briserin® wirklich so überlegen ist, sei einmal dahingestellt. Über letzteres Mittel eine konstenintensive wissenschaftliche Studie einzuleiten, würde niemandem im modernen Medizinbetrieb in den Sinn kommen. Mit derartigen „vergessenen" Mitteln betreibt man keine Forschung mehr – wer sollte davon etwas haben? In der praktischen Erfahrung zeigt sich aber: Während moderne Blutdrucksenker bei allen unbestritten zuverlässigen Wirkeffekten oft merkwürdige und für den Betroffenen unangenehme Nebeneffekte wie Reizhusten und Heiserkeit aufweisen, wird das alte Hausarztmittel auch heute noch überwiegend problemlos vertragen. Vor allem bei moderaten Blutdruckerhöhungen kann es daher als Therapeutikum ausreichen.

Befindlichkeitsstörungen ohne klaren Befund

Noch viel fraglicher wird der Begriff „medizinischer Fortschritt" bei Betrachtung von Befindlichkeitsstörungen. Immer mehr Menschen leiden an Störungen, die sich nicht anhand der üblichen Lehrbuchmedizin definieren lassen, wie Erschöpfungszustände, chronische Infektanfälligkeit, beispielsweise im Nasennebenhöhlen- oder Blasenbereich, unklare Verdauungsbeschwerden ohne gastroenterologischen Befund, unklare Gewichtszunahme ohne veränderte Ernährungsgewohnheiten und anderes mehr. Über zahlreiche dieser Dinge soll im vorliegenden Buch die Rede sein.

Zeigen apparative Untersuchungen mit bildgebenden Verfahren oder auch Laboruntersuchungen bei diesen Beschwerdebildern kein krankhaftes Ergebnis, wird der Patient quasi für gesund erklärt oder die Problematik auf eine psychosomatische Ebene abgeschoben. Die Erfahrung lehrt jedoch, dass psychosomatische Faktoren so häufig, wie behauptet, nun auch wieder nicht zutreffen. Bezeichnenderweise tut sich die psychosomatische Medizin mit komplexen Befindlichkeitsstörungen ähnlich schwer wie die klinische Medizin. Offensichtlich besteht also eine erhebliche Versorgungslücke für die diesbezüglich betroffenen Patienten. Sie wandern von Arzt zu Arzt, von Facharzt zu Facharzt, ohne zu einer wirklich befriedigenden Diagnose, geschweige denn Therapie zu kommen. Die Betroffenen gelten als „organisch gesund", fühlen sich aber trotzdem krank. Die nicht zuletzt auch gesundheitsökonomische Tragweite dieses Problems wurde bislang weder von Ärztefunktionären, noch von Krankenkassen oder Politikern als solche überhaupt wahrgenommen, geschweige denn verstanden. Auch bei Befindlichkeitsstörungen hat der Versicherte das Recht auf umfangreiche Diagnostik und Behandlung. Gerade die Vielfachkonsultationen verschiedener Ärzte unterschiedlicher Fachrichtungen tragen erheblich zu Kostensteigerungen im Gesundheitswesen bei.

Medizingeschichte hilft weiter

Ein Blick in die Medizingeschichte ist nicht nostalgisch. Er erweitert nicht nur unseren Horizont, sondern kann auch im praktischen Alltag des Medizinbetriebes weiterhelfen.

Unser modernes medizinisches Weltbild basiert auf den Erkenntnissen von Rudolf Virchow. Er entdeckte in der ersten Hälfte des 19. Jahrhunderts, dass Gewebe aus Zellstrukturen bestehen. Krankheit müsse sich demnach in einer Veränderung dieser Zellen widerspiegeln. Aufgabe des Arztes war es, durch entsprechende Untersuchungen die Zell- und Organveränderung sichtbar zu machen. War er ursprünglich nur auf seine fünf Sinne angewiesen, eventuell verstärkt durch primitive Hilfsmittel, wie beispielsweise Hörrohre, entwickelten sich schon in der zweiten Hälfte des 19. Jahrhunderts zunehmend diagnostische Möglichkeiten im Bereich der Laborchemie und Mikrobiologie. Namen wie Robert Koch oder Emil von Behring seien stellvertretend genannt. Um die Jahrhundertwende zum 20. Jahrhundert kam die Röntgentechnik hinzu, und spätestens nach dem Zweiten Weltkrieg entwickelten sich die medizinisch-technischen Möglichkeiten so rasant, dass eine breite Palette von Krankheitsbildern sichtbar gemacht werden konnte. Diese Medizin nennen wir heute Schulmedizin. Man könnte sagen, sie heißt Schulmedizin, weil sie „Schule gemacht" hat. Vor allem im konkreten Akutfall, beim festgestellten Karzinom oder fortgeschrittenen Myom der Gebärmutter kann sie beispielsweise durch einen operativen Eingriff das Krankheitsgeschehen positiv beeinflussen oder zumindest die Grundvoraussetzung dafür schaffen.

Bei den erwähnten Befindlichkeitsstörungen, aber auch bei den meisten chronischen Zivilisationserkrankungen wie Bluthochdruck, Diabetes oder Arthrose hat sie einen wesentlich schwereren Stand: Zahlreiche Behandlungsverfahren, vor allem medikamentöser Art, sind als rein symptomatisch einzustufen. Wird die Therapie beendet, kehrt die Beschwerdesymptomatik wieder zurück.

Die Säftelehre des Hippokrates

Nun gab es über 2000 Jahre hinweg ein anderes medizinisches Weltbild, welches auf Hippokrates, den Urvater der westlichen Medizin, zurückgeht. Er ging davon aus, die eigentliche Ursache von Erkrankungen liege in einer fehlerhaften Säftemischung. Dies bezeichnete er als „Dyskrasie", im Unterschied zur „Eukrasie", der gesunden und regelrechten Säftemischung. Freilich kannte Hippokrates erst Blut und Schleim und er unterschied zwischen einer gelben und schwarzen Galle – eine Einteilung, die uns heute, mehr als 2000 Jahre später, primitiv und veraltet vorkommt. Trotzdem behandelten nach diesem hippokratischen Konzept der „Säftelehre" über die Jahrhunderte hinweg insgesamt 100 Ärztegenerationen, bis ins neunzehnte Jahrhundert. Diese hippokratische Medizin war bis dahin also „Schulmedizin", keineswegs eine Außenseiterrichtung. Alle berühmten Ärzte – wie der römische Arzt Galen, Paracelsus, der englische Landarzt Thomas Sydenham oder Hufeland – sie alle waren „Hippokratiker" bzw. „Humoralmediziner", wie der Fachausdruck für die hippokratische Säftelehre lautet.

Das Ziel bestand stets darin, durch säftereinigende – moderner ausgedrückt: stoffwechselentlastende – Verfahren mögliche Krankheiten von vornherein den Nährboden zu entziehen. Zu diesem Zweck wurden Aderlässe und Schröpfen eingesetzt, aber auch Bäder, Einläufe und diätetische Verfahren, bis hin zum Fasten. Dass auch diese Art der Medizin ihre Erfolge hatte, steht außer Zweifel. Der englische Landarzt Thomas Sydenham erlangte im 17. Jahrhundert Weltruhm, obwohl er im Wesentlichen nur mit Aderlässen und einfachen ausleitenden Verfahren behandelte. Das Erstaunliche: Blättert man in Schriften alter hippokratischer Ärzte, wird man konkrete Therapieanleitungen für moderne Zivilisationserkrankungen und Befindlichkeitsstörungen wie unklarer Erschöpfung, Kopfdruck ohne organische Ursache und Schwindel finden, die in modernen medizinischen Lehrbüchern oft nur unzureichend behandelt werden oder gar nicht erst auftauchen.

Zurück zu den Wurzeln?

Ist demnach eine Rückkehr zu den Wurzeln der westlichen Medizin die Lösung? Ja und Nein.

Die Denkansätze der hippokratischen Medizin – organisch weiterentwickelt und auf unsere heutige Zeit angepasst – bieten Lösungsmöglichkeiten für zahlreiche Zivilisationskrankheiten. Dies ist nicht nur medizinisch effizient, sondern hilft obendrein, Kosten zu sparen.

Die Finanzierungskrise im Gesundheitswesen hat nicht nur ordnungspolitische und demographische Ursachen, wie stets behauptet. Auch die Hilflosigkeit der modernen Medizin wirkt kostentreibend und fordert andere logistische Strategien. Eine rein symptomatische arzneimittelorientierte Medizin greift vielfach zu kurz. Ein Beispiel, wie schwer sich die heutige Medizin tut, mag folgende immer wieder erlebte Situation illustrieren:

Die Lebensführung ändern   **Aus der Praxis**

Nach einer Krebsoperation fragt der Patient seinen behandelnden Arzt: „Herr Professor, wie soll ich denn jetzt weiterleben?" Antwort des Professors: „Leben Sie weiter wie bisher." Hier, kann man sagen, liegt ein „atemberaubender" medizinischer Rückschritt vor. Da war man vor 2000 Jahren schon einmal wesentlich weiter. Hippokrates hätte geantwortet: „Wenn du nicht bereit bist, dein Leben zu ändern, kann dir nicht geholfen werden." Er hätte dann Möglichkeiten aufgezeigt, die bisherige Lebensführung umzukrempeln, mit Orientierung an naturgegebenen Rhythmen, wie ausreichenden Zeiten der Ruhe, des Schlafes, der Muße, der Entspannung, aber auch regelmäßige Zeiten der Nahrungsaufnahme sowie Optimierung der Ernährungsgewohnheiten. Alles mit dem Ziel, den Gesamtorganismus umzustimmen, den Stoffwechsel zu entlasten, das Immunsystem anzuregen und das psychovegetative Gleichgewicht wiederherzustellen.

Diese hippokratische Strategie könnte auch heute noch zahlreichen modernen Zivilisationskrankheiten den Boden entziehen. Vergessen wir nicht, ob hoher Blutdruck oder koronare Herzkrankheit, ob Arthrose, Allergien oder Rückenschmerzen – all diese Erkrankungen waren in der Zeit unmittelbar nach dem zweiten Weltkrieg, also in der Zeit des Mangels, nahezu unbekannt.

Zunehmender Wohlstand erzeugt Wohlstandserkrankungen

Erst zunehmender Wohlstand, kombiniert mit immer üppigerer Ernährung bei gleichzeitig immer mehr sitzender Tätigkeit führte zum Auftreten dieser Erkrankungsbilder. Ähnliches wiederholt sich auch in anderen Weltregionen, beispielsweise in den Golfstaaten: Dort hat der Ölboom zu einer immer bequemeren Lebensweise und der Übernahme westlicher Ernährungsgewohnheiten geführt. Die Folge: Auch dort sind Herz-Kreislauf-Erkrankungen, Allergien, asthmatische Erkrankungen, aber auch Krebs sprunghaft angestiegen.

Krankheit fällt also nicht schicksalhaft vom Himmel. Sie ist im Regelfall durchaus durch unsere Lebensführung nachhaltig zu beeinflussen. Dies soll kein Vorwurf sein, sondern ermutigen, Fragen der Gesundheit selbst in die Hand zu nehmen. Dies wäre die moderne Anwendung hippokratischer Denkansätze.

Hippokrates oder Virchow?

Hippokratische Therapieverfahren gehen zwar oft an den Kern des Problems, sie sind aber ihrem Wesen nach eher unspezifisch. Dies bedeutet, eine akute, bedrohliche Erkrankung kann oft nicht ausrei-

Wissenswertes

Gemischte Vorgehensweise

Die Antwort auf die Frage, welches medizinische Weltbild denn nun das Bessere sei – das hippokratische oder das virchowsche –, kann daher nur lauten: beide sind sinnvoll. In allen akuten Fällen und bedrohlichen Zuständen ist selbstverständlich die moderne Schulmedizin am Platze. Handelt es sich dagegen um Erkrankungen, die durch die Lebensführung bedingt sind, aber auch um Befindlichkeitsstörungen, dominiert eine moderne, weiterentwickelte hippokratische Medizin. In vielen Fällen wird aber auch eine gemischte Vorgehensweise, die sowohl schulmedizinische, als auch hippokratische Denkansätze sinnvoll miteinander vereint, die besten Ergebnisse nach sich ziehen. Deswegen kann nicht das Entweder-oder, sondern nur das Sowohl-als-auch erstrebenswert sein.

chend mit diesen Verfahren behandelt werden kann. Nicht zuletzt dieser Faktor erklärt den Siegeszug der modernen, auf Virchow zurückgehenden Schulmedizin.

Moderne hippokratische Medizin – der Mensch, ein Weinfass?

Stellen wir uns den menschlichen Organismus als ein Fass vor. Die Größe dieses Fasses hängt von der jeweiligen Konstitution, also der ererbten Robustheit ab. In dieses Fass gelangen nun im Laufe des Lebens die unterschiedlichsten Faktoren: Umweltgifte, Medikamente, radioaktive Strahlung, Fehlernährung. Auch psychischer Stress spielt eine Rolle, wobei weniger akute Schockerlebnisse gemeint sind, sondern vielmehr der tagtägliche Ärger, der zu Unzufriedenheit, Belastungen und emotionaler Schwächung führt.

Irgendwann einmal ist das Fass voll. Es läuft über. Dieses Überlaufen führt, je nach individueller Disposition, also Veranlagung, zu unterschiedlichen Reaktionen: Der eine fühlt sich nur erschöpft, der an-

Das Fassmodell

beschreibt anschaulich die krank machenden Faktoren

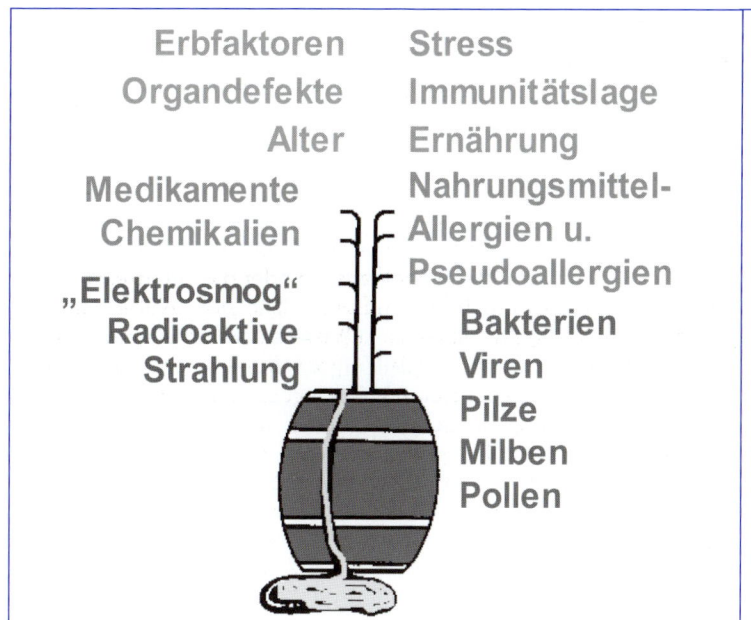

Erbfaktoren   Stress
Organdefekte   Immunitätslage
Alter   Ernährung
Medikamente   Nahrungsmittel-
Chemikalien   Allergien u.
„Elektrosmog"   Pseudoallergien
Radioaktive   Bakterien
Strahlung   Viren
Pilze
Milben
Pollen

dere entwickelt Schlaflosigkeit, ein Dritter eine Migräne. Bei wieder anderen tritt Bluthochdruck auf oder eine Magen-Darm-Störung. Schließlich können rheumatische Beschwerden oder auch eine Krebserkrankung die Folge sein.

Und so haben wir eine ganz einfache Erklärung, warum es zu hohem Blutdruck kommt, warum Allergien bestehen, warum eine Migräne auftritt: Sie alle zeigen an, dass das Fass voll ist, der Organismus es nicht mehr schafft, seinen Stoffwechsel und seine Regulationsvorgänge in vernünftiger Weise aufrecht zu erhalten. Daraus entwickeln sich Krankheitssymptome.

Ursächliche Strategieansätze

Dieses Wissen eröffnet uns ursächliche Strategieansätze. Diese gestalten sich, um beim Fassmodell zu bleiben, folgendermaßen:

Es geht darum, weniger belastende Faktoren im Laufe des Lebens in das Fass – unseren Körper – hinein zu lassen. Umweltgifte können wir nur bedingt beeinflussen, auch radioaktive Bestrahlung. Mehr Möglichkeiten bietet eine etwaige Medikamentenzufuhr. Wir können kritisch abwägen und eine Dauereinnahme nicht unbedingt erforderlicher Medikamente möglichst vermeiden. Noch mehr Einfluss können wir auf stressorische Faktoren haben. Durch Entspannungsübungen und teilweise auch durch bewusste Änderung unserer Lebenssituation können wir viel Positives bewirken.

Schließlich die Ernährung: Sie könnte man mit einer Tankstelle vergleichen. Wird ständig Benzin mit falscher Oktanzahl zugeführt, braucht man sich nicht wundern, wenn im Laufe der Zeit der Motor Schaden nimmt. Über die Ernährung könnten wir also nachhaltig Einfluss nehmen. Doch leider zeigt alle Erfahrung: Nur ein begrenzter Teil der Menschen ist bereit, wirklich aktiv sein Leben umzuändern und für seine eigene Gesundheit einzutreten und dabei unter Umständen sogar auf die eine oder andere lieb gewordene Gewohnheit zu verzichten.

Über die Trägheit des Menschen

Johann Christian Friedrich Scherf, wusste schon sehr genau, als er sagte: „Wir Ärzte stehen wie die Meilensteine am Wegesrand. Man nimmt uns zwar zur Kenntnis, die Meisten gehen aber achtlos vorbei, weil sie glauben, auch ohne uns den richtigen Weg zu finden."

Die Trägheit des Menschen ist also kein Phänomen der heutigen Zeit. Sie zeigt sich in *allen Epochen* der Medizingeschichte. Nicht nur Hippokrates, auch Paracelsus, der große Arzt, der unter dem Namen Theophrastus Bombastus von Hohenheim bekannt wurde, hat darüber gestöhnt und irgendwann einmal gesagt, man müsse dem Menschen, der notorisch träge sei, ein „Feuer unter den Kessel" machen, damit er bereit sei, seine Lebensführung zu ändern.

In der heutigen Zeit wird es nicht mehr mit Appellen an das Bewusstsein allein gehen. Hier helfen nur massive materielle Einflussnahmen. Es muss fortan deutlich teurer werden, aktiv gegen die eigene Gesundheit zu verstoßen. Wer bereit ist, durch bewusstere Lebensführung zu seiner Gesunderhaltung beizutragen und aktiv an der Gesundung mitzuwirken, muss finanziell belohnt werden. Dies ist eine ordnungspolitische Aufgabe, die mit einer tief greifenden Reform der gesetzlichen Krankenversicherung beginnen muss. Alle anderen Reformansätze gehen am Kern des Problems vorbei.

Johann Christian Friedrich Scherf	Wissenswertes

Der Hofmedicus der Hochgrafschaft Lippe-Detmold, Johann Christian Friedrich Scherf (1750–1818), beklagte seinerzeit, dass es keine Gesetzgebung für die „Gesundheit der Menschen" gebe, andererseits alles getan werde für die „Erhaltung der Tiere des Waldes". „Die erste Forderung" eines Volkes an seine Regenten sei es, „für sein Leben und seine Gesundheit zu sorgen", denn der „Einfluss der Arzneykunst auf die Wohlfahrt des Staates" liege klar auf der Hand. Allein: Sie stehen da „wie die Meilenzeiger, die immer den Weg weisen, ohne dass man auf sie achtet; denn jeder glaubt, ohne sie den Weg zu finden. Man lehrt den Kindern die Hauptstädte entfernter Königreiche, aber die Grundpfeiler der Gesundheit werden ihnen nicht bekannt gemacht. Die Diätetik des Staates bleibt, was sie war: das Gegenteil von dem, was sie sein soll."

Mit ausleitenden Verfahren das Fass leeren

Kehren wir noch einmal zu unserem Weinfass zurück: Unabhängig von der Frage, was wir tun können, um weniger belastende Faktoren in das Fass hinein zu bringen, erhebt sich die Frage, welche Möglichkeiten existieren, das bereits volle Fass sozusagen vom Boden her zu entleeren. Diese gibt es in der Tat: Es sind die ausleitenden Methoden. Setzte man ehedem Aderlass, Schröpfen und beispielsweise Brechverfahren ein, können wir heute mit ausgefeilter Diätetik bis hin zum Heilfasten und modernen Formen der Darmsanierung nachhaltig den Stoffwechsel und das Immunsystem beeinflussen. Das Wichtige dabei: Die hippokratische Medizin unterstützt innere Organe auch dann, wenn sie im internistischen Sinne noch gesund sind.

Und noch etwas: Dass ein Fass überläuft, hängt nicht nur von einer Ursache ab; ein bestimmter Faktor mag der letzte Tropfen sein. Im Endeffekt liegt aber die Summe mehrerer Faktoren vor. In vielen Fällen ist es daher nicht möglich, dem mitunter verständlichen Patientenwunsch zu entsprechen, die eine einzige Ursache, die alles auslöst, zu finden. Die Realität ist: Es liegt ein Ursachengeflecht vor, die es mittels genauer Anamneseerhebung und gezieltem Einsatz weiterer Untersuchungsverfahren zu entschlüsseln gilt.

Hilfreiche chinesische Medizin

Schon vor Jahrtausenden beobachteten chinesische Mediziner, dass innere Organe nicht zu allen Tages- und Nachtzeiten gleich aktiv

Einige Beispiele

Unsere Organe und ihre Zeitrhythmen

Wer notärztlich tätig ist, wird bestätigen: Zu Gallenkoliken wird man überwiegend gegen Mitternacht gerufen – der Hauptaktivitätszeit der Galle.
Asthmaanfälle treten bevorzugt in den frühen Morgenstunden zwischen 3.00 und 5.00 Uhr auf – der Aktivitätszeit der Lunge.
Treten Verdauungsbeschwerden zwischen 7.00 und 9.00 Uhr morgens auf, kann dies auf eine Magenfunktionsschwäche hindeuten.
Herzinfarkte treten praktisch nie zur Mittagszeit auf, sondern entweder am frühen Morgen oder am frühen Abend, der Tiefpunkt bzw. die Hauptaktivität des Kreislaufsystems.

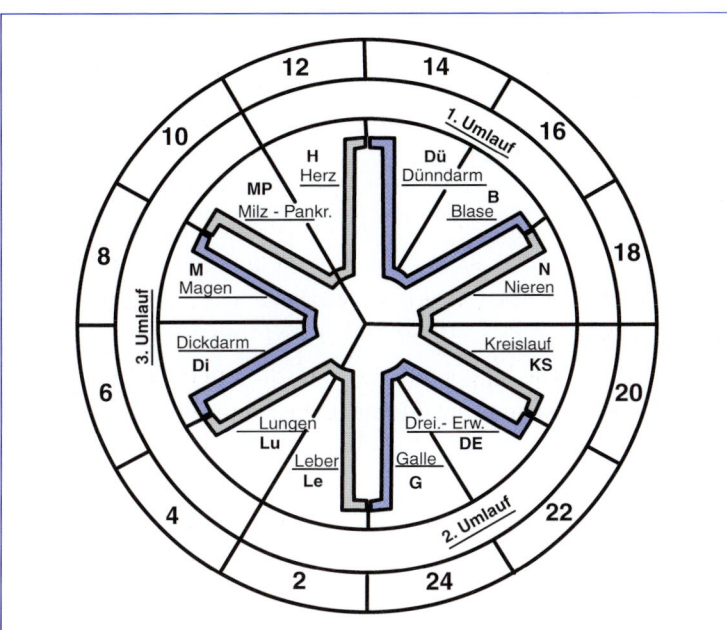

nach Penzel verdeutlicht die körperlichen Phasen

sind. Vielmehr entwickeln sie Phasen der Hauptaktivität und solche verminderter Aktivität.

Diese zeitlichen Zuordnungen können natürlich nach individueller Konstitution durchaus schwanken. So kann eine Durchschlafstörung, die regelmäßig mit Aufwachen um 3.00 Uhr beginnt, durchaus auf eine Leberfunktionsschwäche hindeuten, auch wenn die klassische Leberfunktionszeit zwischen 1.00 und 3.00 Uhr liegt.

Auch ist diese zeitliche Zuordnung natürlich keine exakte wissenschaftliche Diagnose und ersetzt auch keine apparative Diagnostik. Andererseits: Gerade bei Patienten, die – wie so häufig – nach allen Regeln der modernen klinischen Kunst apparativ durchuntersucht wurden, ohne dass ein nennenswertes Ergebnis zutage gefördert werden konnte, kann die chinesische Organuhr hilfreich sein.

Deshalb frage man bei Beschwerdebildern: Treten diese typischerweise zu einer bestimmten Tages- oder Nachtzeit auf? Man überlege dann, mit welcher Organzeit dies korreliert und kann durch gezielte Unterstützung des inneren Organs oft eine Linderung auch dort erzielen, wo es vorher noch hieß: „Damit müssen Sie leben."

Schmerzzuordnung zu Meridianen

Bei Schmerzzuständen kann die Zuordnung der womöglich hartnäckigen Schmerzregion zu Meridianen helfen.

Fünf Beispiele

> **Schmerzregion und Meridian**
>
> - Migräne mit Druck hinter dem Auge – als ob dieses nach außen käme = Gallenblasenmeridian
> - Chronische Schmerzen im Bereich der Lendenwirbelsäule = Blasenmeridian
> - Tennisellenbogen (Epicondylitis lateralis) = Dickdarmmeridian
> - Schmerzen im Schulterblattbereich = Dünndarmmeridian
> - Unklare, nicht zahnbedingte Schmerzen im Unterkieferbereich = Magenmeridian

Während die hippokratische Medizin im Schmerz ein Zeichen für Stoffwechselüberlastung und „Übersäuerung" sieht, würde die traditionelle chinesische Medizin einen gestörten Energiefluss als Ursache vermuten.

Der Begriff „Energie" ist unserer westlichen Medizin eher fremd. Mit einem Vergleich aus der Technik können wir ihn uns veranschaulichen: Stellen wir uns die Leitungsbahnen der Akupunktur, die Meridiane, wie eine Datenautobahn in einem vernetzten EDV-System vor. Die Organfunktion ist abhängig von einem kontinuierlichen Datentransport. Stockt dieser – aus welchem Grund auch immer –, kommt es auch zu Funktionsstörungen innerer Organe. Ziel ist es dann, durch geeignete Maßnahmen den Energiefluss wieder zu harmonisieren. Wo energetische Leere herrscht, soll der Fluss angeregt werden, wo eine Fülle besteht, muss entstaut werden. Geeignete Verfahren können Akupunktur oder Akupunktmassage nach Penzel (APM) sein, aber auch Verfahren wie Schröpfen.

Von der Kriminalpolizei lernen

Gerade in Fällen komplexer und schwieriger Krankheitsbilder ist es die Aufgabe, wie ein „Profiler" der Kriminalpolizei Indiz für Indiz zu sammeln. Aus der Zusammenstellung der einzelnen Steinchen formt sich ein Mosaik, welches Rückschluss auf das Täterprofil, in diesem Falle also die Ursache der Erkrankung, erlaubt. Vielfach werden dabei nicht nur ein Täter, sondern ganze Tätergruppen enttarnt werden. Für den Patienten wirkt dies auf den ersten Blick verwirrend. Dennoch offeriert gerade eine moderne Naturheilkunde auf der Grundlage einer weiterentwickelten hippokratischen Medizin Möglichkeiten, sozusagen auf einen Schlag den unterschiedlichsten Erkrankungsursachen den Nährboden zu entziehen.

Über die Konstitutionstypen

„Jeder Mensch ist grundverschieden" lautet eine häufig zu hörende Behauptung, der im Allgemeinen nicht widersprochen wird. Doch Vorsicht: Wäre jeder Mensch in jeder Hinsicht vom anderen wirklich so grundverschieden, könnte es keine Erfahrungsheilkunde geben, ja, die Medizin insgesamt wäre kaum praktizierbar, lebt sie doch letztendlich von der Verwendung von Analogien. Auch wenn das „genetische Material" jedes Menschen unterschiedlich sein mag bezüglich Körperbau, Stoffwechselfunktion und charakterlichen Eigenschaften, lassen sich zahlreiche Übereinstimmungen zwischen den Menschen finden.

Aus dieser Erkenntnis entstand die Konstitutionslehre. Sie wird zwar von der wissenschaftlichen Medizin abgelehnt mit dem Argument, sie sei zu unexakt. Im praktischen Alltag ist sie aber äußerst hilfreich und – nicht zuletzt – auch ein wenig amüsant.

Neben der Naturelllehre des Physiologen Carl Huter und der Einteilung in „warmfrontempfindliche" und „kaltfrontempfindliche" Menschen durch den deutschen Arzt Manfred Curry erweist sich vor allem die Konstitutionslehre des Neurologen und Psychiaters Ernst Kretschmer aus Tübingen als äußerst hilfreich.

Phykniker

Der Pykniker ist ein gemütlicher dicklicher Mensch, der uns meist ob seiner jovialen Umgangsformen als angenehmer Zeitgenosse erscheint. Man betrete irgendein Gasthaus, vorzugsweise in Süddeutschland, und achte darauf, wer das große Wort führt: Meistens

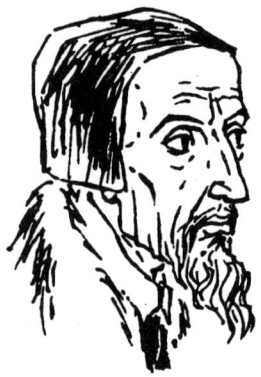 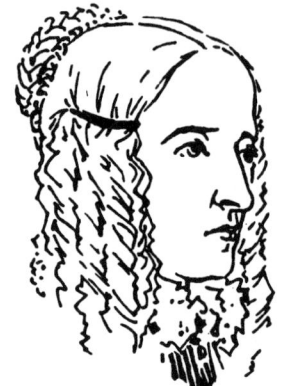 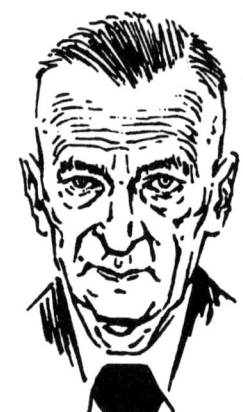

Drei leptosome Persönlichkeiten (aus Spieth): Calvin, Annette von Droste-Hülshoff, Kurt Schumacher

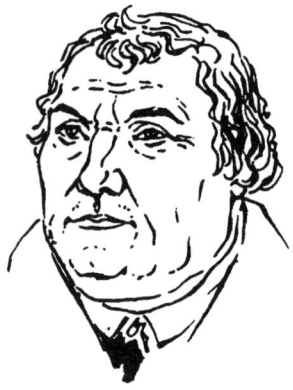 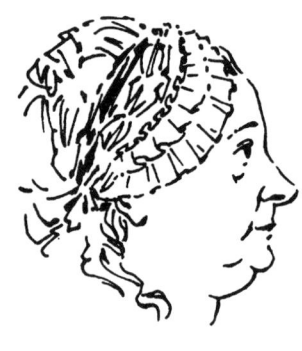 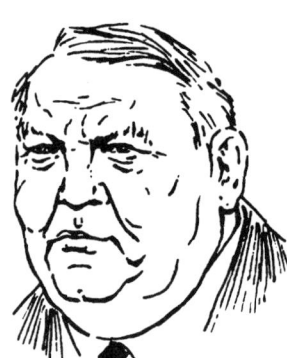

Drei pyknische Persönlichkeiten: Martin Luther, Frau Aja (Goethes Mutter), Ludwig Erhard

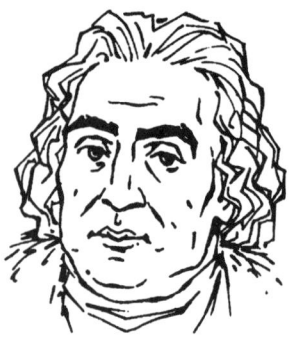 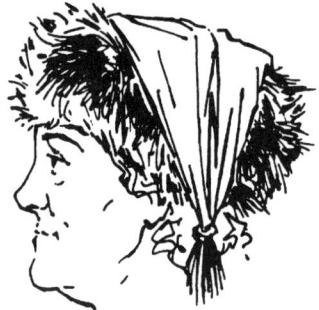 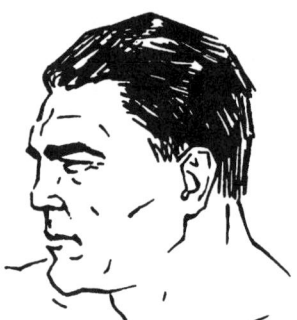

Drei athletische Persönlichkeiten: August der Starke, Katharina die Große, Max Schmeling

Die verschiedenen Konstitutionstypen

ist ein Pykniker der Einpeitscher, der die Leute in Stimmung bringt. Pykniker sind nicht nur gute Witzemacher und Unterhalter. Sie sind meist auch exzellente Redner, die in jeder Situation die passenden Worte finden. Außerdem essen sie gern und reden auch gern über das Essen und wirtschaftliche Dinge. Sie sind kurzum „Macher", die nicht lange um den heißen Brei herumreden, sondern die Sache auf den Punkt bringen und dann auch wirklich Entscheidungen durchsetzen können. Hochintellektuelle Themen sind dem Pykniker eher fremd, obwohl sie oft sehr musische Menschen sind.

Eine Tischrunde ohne Pykniker ist mitunter eine grausame Erfahrung. Die Leute schweigen sich an, versuchen krampfhaft einen Gesprächsfaden aufzugreifen, ohne sich jedoch wirklich in eine angeregte Unterhaltung einzufinden. Der Pykniker hingegen kann wortreich und anschaulich erzählen, ist unkompliziert, kontaktfreudig und nicht nachtragend.

Aufgrund seines starken Leibesumfanges hat er einen erheblichen Fettansatz zuungunsten der Muskelentwicklung. Gleichzeitig sieht er jedoch gesund aus, weil er eine „gesunde" Haut- und Gesichtsfarbe hat. Er hat kurze und massige Gliedmaßen und ist ein äußerst bequemer Mensch. Sport ist ihm verhasst. Ganz im Sinne Churchills: „No Sports!"

Dem Essen ist er – wie gesagt – sehr zugetan, bestellt eher die „Schlachtplatte" nach Art des Hauses denn „gesundes" Essen. Bekommt er Vegetarisches vorgesetzt, fragt er, wann es denn wieder etwas „Richtiges" zu essen gibt.

Kaum Interesse entwickeln Pykniker gegenüber medizinischen Fragestellungen. Gibt man ihnen Ratschläge, wie sie ihre *Gesundheit* erhalten können, sind sie meist desinteressiert und setzen, besonders wenn es sich um Ernährungsratschläge handelt, diese in der Regel nicht um. Sie sind dankbare Patienten für Ärzte, die nicht viel reden, sondern Tabletten verordnen, Spritzen setzen und Operationen anraten. Sie sind jedoch ein Problem für jene Ärzte, die beratend tätig sein wollen und im Gespräch mit dem Patienten die optimale Therapie und „ganzheitliche" Aspekte herausfinden möchten: Der Pykniker will kein langes Drumrumgerede, sondern sagt: „Sie sind der Arzt, Sie müssen doch wissen, was mir hilft" oder: „Ich möchte eine anständige Spritze" bzw. „ein anständiges Medikament". Die Frage, „was kann ich selbst für meine Gesundheit tun" wird man aus dem Munde eines Pyknikers nur in seltenen Ausnahmefällen hören.

Absolute und relative Gesundheit

Der Nestor der Deutschen Naturheilkunde, Prof. Alfred Brauchle, beschrieb einst absolute und relative Gesundheiten. Unter absoluter Gesundheit verstand er diejenigen Menschen, die sich alle Sünden gegen die gesunde Lebensführung erlauben können, ohne dennoch krank zu werden. Eine relative Gesundheit bedeutet: Der Betreffende muss haushalten, um seine Gesundheit nicht unnötig zu gefährden. Kein Zweifel: Wir alle in der überwiegenden Mehrheit haben bestenfalls eine relative Gesundheit!

Andererseits scheinen immer wieder unter den Pyknikern Personen hervorzustechen, die tatsächlich eine absolute Gesundheit haben oder zu haben scheinen. So soll es Winzer geben, die hektoliterweise Wein trinken, ohne dass sich dies in nennenswerten Veränderungen ihrer Leber oder Blutparameter bemerkbar macht.

Und trotzdem: Weil der Pykniker aufgrund seiner Körperfülle meist zu Erkrankungen wie Bluthochdruck, koronarer Herzkrankheit, erhöhten Blutfettwerten und Diabetes neigt, entwickelt er nach und nach oft (stille) Risikofaktoren: Und dann kann es passieren, dass er, wie vom Blitz getroffen, aus dem vollen Leben herausgerissen wird – durch einen „Sekundenherztod" oder eine Lungenembolie.

Athletiker

Während der Pykniker zu so genannten innenfüllenden Erkrankungen mit Stoffwechselstörungen neigt, ist der Athletiker für Erkrankungen mit Außenfülle prädestiniert. Dies bedeutet, er ist besonders anfällig für Erkrankungen der Gelenke, Muskeln, Sehnen und Bänder, aber auch der Haut. Von Seiten des Körperbaus wirkt er massig, hat einen großen Brustkasten mit dominierender Kinnlade und großen Händen. Er weist – auch die Frauen – ein eher männliches Muskelrelief auf.

Vom Temperament her schwankt der Athletiker zwischen einer eher phlegmatischen Trägheit und Explosivität und Bewegungs-

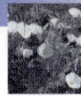

drang. Er gilt generell als sehr zuverlässiger Zeitgenosse, den so schnell nichts aus der Ruhe bringt. Der Neurologe und Psychiater Ernst Kretschmer sagt: „Der Geist der Schwere liegt über dem Ganzen."

Für den Arzt stellt der Athletiker manchmal ein Problem dar: Er ist nicht gerade der Wortgewandteste, manchmal muss man ihm alles aus der Nase ziehen. Lange Vorträge über Ursachen und tieferliegende Erkenntnisse zu Erkrankungen sind nicht seine Sache – ähnlich wie beim Pykniker. Auch das alternative Abwägen verschiedener Therapien sollte man ihm gegenüber nicht übertreiben oder ihm gar selbst die Wahl überlassen. Besser ist das gezielte zupackende Handeln – ohne viele Worte. Das kommt beim Athletiker an und verschafft Respekt und Treue zum Arzt.

Astheniker

Der Astheniker bzw. Leptosome ist ein ganz anderer Typ. Er ist schlank, seine Muskulatur ist eher gering entwickelt. Er wirkt insgesamt eher schmächtig mit flachem Brustkorb und länglichem Gesicht. Oft hört er den Spruch: „Du siehst aber schlecht aus!", weil er möglicherweise blass ist. Während andere schon vom Hinsehen zunehmen, kann er richtig reinhauen, ohne dass dies nennenswert ansetzt. Manchmal scheint es ihm an Vitalität zu mangeln. Der Astheniker lebt häufig in sich gekehrt. Es fällt ihm schwer, Gefühle zu zeigen. Er wirkt auch nur selten warm und locker. Eine gewisse Gespanntheit und Strenge ist für ihn typisch. Auf manche wirkt er auch unnahbar. Mitunter ist er schnell beleidigt und eingeschnappt. Er ist alles andere als ein geselliger Typ. Kretschmer sprach von „giftigen, hageren alten Jungfern und Hausdrachen, von anzüglichen Pedanten, misstrauischen Eigenbrödlern, kalten, schleichenden Intriganten, borniertten Tyrannen und Geizhälsen". Daran sieht man, dass der Beschreiber der Konstitutionslehre sicherlich kein Freund des Leptosomen war.

Auf der anderen Seite hat der Leptosome auch sein Gutes: Er hat einen guten Geschmack, ist oft durch idealistisches Engagement gekennzeichnet. Er tritt besonders häufig für seine Mitmenschen, die Umwelt und die Natur ein. Zahlreiche Schriftsteller und Künstler sind bezeichnenderweise leptosomer Konstitution. Im Gegensatz zum Athletiker oder Pykniker ist er an gesundheitlichen Fragen oft sehr interessiert, manchmal mehr als notwendig: Er kennt viele Bücher zum Thema Gesundheit, hat viele Dinge – wie alternative Ernährungsformen – auch schon selbst ausprobiert. Oft gerät er dabei auf Abwege. Obgleich er selbst eher zum Frieren neigt, glaubt er beispielsweise, dass eine weitgehend naturbelassene rohkostbetonte Ernährung die einzig Richtige sei. Nur sie gewährleiste, dass die Nahrungsmittel nicht durch Koch- und Verarbeitungsprozesse denaturiert werden. Tatsächlich bekommt gerade dem Leptosomen die kühlende Rohkost alles andere als gut. Seine Frierneigung wird verstärkt, sein niedriger Blutdruck weiter abgesenkt.

Auch Getreide in grober Form ist für ihn alles andere als verträglich, da er meist über einen empfindlichen Verdauungstrakt verfügt. Die Folgen sind Gärungsaktivität im Darm mit Blähungen und Missempfindungen und damit eine erhebliche Einschränkung des Allgemeinbefindens. Für den ganzheitlich denkenden Arzt kann der Leptosome ein dankbarer Patient sein, weil er selbst sehr viel Sachverstand hat, sodass manches medizinische Gespräch in eine Art Fachsimpelei ausartet. Auf der anderen Seite ist er manchmal übersensibel und sieht hinter jeder grenzwertigen Labormessung gleich eine bedrohliche Erkrankung. Es ist auch kein Zufall, dass die überwiegende Mehrheit der als umweltkrank oder elektrosensibel eingestuften Patienten leptosome Konstitutionstypen sind.

Welcher Konstitutionstyp bin ich?

Nun werden Sie sich zu Recht fragen: „Wozu gehöre ich?" „Womöglich zu keinem dieser Typen?" Nun gut – zugegebenermaßen ist die vorstehende Beschreibung eine Schwarz-Weiß-Malerei. In dieser absoluten Ausgeprägtheit findet man die Konstitutionstypen sicherlich nur vereinzelt vor. Auch mag es Abweichungen von der Norm geben – unsensible Astheniker und künstlerisch angehauchte Pykniker.

Trotzdem ist die Einteilung sehr hilfreich. Sie ermöglicht, die Koordinaten des richtigen „Flugkorridors" festzulegen. Innerhalb dieses Korridors sind dann durchaus unterschiedliche „Flughöhen" immer noch möglich, aber völlige Fehleinschätzungen werden vermieden.

Im Klartext: Unsinnige, nicht weiterführende Diagnoseverfahren und nicht passende Therapien werden von vornherein umschifft. Ein wesentlich zielgerichteteres und individuelleres Vorgehen ist dadurch möglich.

Durch einfache Fragen kann der Einzelne sehr schnell eine Zuordnung erkennen. Allein die Frage: „Frieren Sie häufig oder ist ihnen eher warm?" kann schon eine sinnvolle Zuordnung bedeuten. Wer ständig Hitze in sich hat, braucht umso mehr ausleitende, kühlende Verfahren. Wer ständig friert, braucht energiezuleitende wärmende Verfahren. So einfach kann das sein.

Typische Zivilisationserkrankungen

In Radio, Fernsehen und Printmedien weisen so genannte Gesundheitsexperten besonders bei Ernährungsfragen immer wieder auf mögliche Mangelzustände hin. Man soll ausreichend Milch trinken, um die Kalziumversorgung zu sichern, ausreichend Seefisch essen, um den Jodspiegel anzuheben, auch das Fleisch nicht vergessen, weil nur so eine ausreichende Eisen- und Vitamin-B-Versorgung möglich sei und so weiter.

Tatsächlich stellt sich die Problematik heutiger Zivilisationserkrankungen völlig anders dar. Sie entstehen weniger aus einem Mangel, als vielmehr einem Zuviel. Statt sich alles Mögliche einzuverleiben, ist daher das gezielte Weglassen häufig der Weg zur Gesundheit.

Typische sthenische Erkrankungsbilder	Beispiele
• Koronare Herzkrankheit (Verkalkung der Herzkranzgefäße)	
• Schlaganfall	
• Bluthochdruck	
• Gicht	
• Blutfetterhöhung	
• Diabetes Typ II (Alterszucker)	
• Arthrose	
• Wechseljahresbeschwerden	
• Übermäßige Schwitzneigung	
• Abszesse, Myome, Zysten	
• akute Infektionen	

Das heute verbreitete „Zuviel" führt zu Krankheiten der Sthenie. Dies bedeutet so viel wie „Kraftfülle, Überfülle".

Zweifellos handelt es sich dabei nicht durchwegs um eigenständige Krankheitsbilder, sondern zum Teil um Symptome, die miteinander in Zusammenhang stehen. Zuckerkrankheit, Blutfetterhöhung und Gicht treten oft gemeinsam als Zeichen eines überlasteten Stoffwechsels auf. Die Medizin spricht dann von einem metabolischen Syndrom.

In zunehmendem Maße erfahren in den letzten 20 Jahren Beschwerdebilder eine alarmierende Verbreitung, die oft nicht exakt diagnostizierbar sind, die Lebensqualität der Betroffenen aber erheblich einschränken können. Vorschnell werden diese Symptome dann oft als „psychosomatisch" eingestuft. In Wirklichkeit handelt es sich um Beschwerden, die irgendwo zwischen organischen und psychosomatischen Beschwerden stehen. Man nennt sie deshalb „funktionell". Auch wenn sie in der Regel nicht lebensbedrohlich sind, kann sich bei Nichtbehandlung nach und nach ein „echtes" organisches Leiden entwickeln.

Beschwerdebilder

Typische funktionelle Beschwerdebilder

- Müdigkeit
- innere Unruhe
- larvierte Depression
- Konzentrationsschwäche
- Wetterfühligkeit
- Durchschlafstörungen
- Infektanfälligkeit
- kalte Füße
- Hautjucken
- Schwitzneigung
- Räusperzwang

- Verspannungen
- Rückenschmerz
- Tennisellenbogen/Fersensporn
- Sodbrennen
- Blähbauch
- Kopfdruck
- unklare Gewichtszunahme (z. B. nach Operationen)
- „alles links"/„alles rechts"
- „alles oben"/„alles unten"

All diese Erkrankungsbilder spiegeln uns wiederum das überlaufende Fass.

Ausleitende, stoffwechselreinigende und vegetativ ausgleichende Verfahren können auch dann oft helfen, wenn wissenschaftliche Medizin keine brauchbaren Lösungen zu bieten hat.

Die fünf ewigen Weisheiten des Hippokrates

Hippokrates weist uns mit seinen fünf zeitlosen Thesen den Weg.

These 1: Verwende nur sparsam tierische Nahrungsmittel und ernähre dich bevorzugt mit pflanzlicher Frischkost

Während die Ernährungswissenschaft über Jahrzehnte hinweg immer wieder die Bedeutung des tierischen Eiweißes herausgestrichen hat und häufig undifferenziert zwischen Eiweißen, Kohlenhydraten und Fetten unterschieden hat, ohne die Herkunft der einzelnen Substanzen genauer zu berücksichtigen, tritt heute immer mehr zu Tage: Eine gesunde Ernährung sollte bevorzugt pflanzlich ausgerichtet sein und tatsächlich nur in begrenztem Umfang tierische Nahrungsmittel einsetzen. Die Aktion „fünf am Tag" (gemeint sind fünfmal am Tag Obst und Gemüse) wurde in den vergangenen Jahren auch vom Bundesgesundheitsministerium unterstützt. Sie soll darüber hinaus eine gewisse Kargheit aufweisen und – wenn möglich – Produkte aus ökologischem Anbau bevorzugen. Es ist erstaunlich und wieder einmal bezeichnend, dass die moderne Wissenschaft nach Jahrzehnten der Irrwege letztendlich das bestätigt, was ein anderer schon vor über 2000 Jahren wusste.

These 2: Faste zweimal jährlich

Heilfasten dient nicht primär dem Abspecken. Es dient der Reinigung und Stoffwechselentlastung. Gleichzeitig soll es im Sinne eines psychosomatisch ganzheitlichen Denkansatzes das Bewusstsein klären und neu ordnen. Deswegen ist Fasten in allen Weltreligionen ein fester Bestandteil. Die hippokratische Erkenntnis bestätigt sich gerade in Zeiten des Wohlstands: Durch den freiwilligen bewussten Verzicht auf nicht unbedingt notwendige Dinge wird das Einfache und wirklich Entscheidende wieder viel klarer gesehen und erkannt. Fasten gibt nach Heidegger die Gnade des Einfachen oder nach Christa Mewes das Geschenk zeitlosen Maßes in maßloser Zeit.

These 3: Lasse zweimal jährlich einen Aderlass durchführen

Oft als mittelalterlich belächelt und an Molière erinnernd, wird der Aderlass heute in Medizinerkreisen als vollkommen überholt dargestellt. Lediglich bei bestimmten klinischen Diagnosen, wie beispielsweise der Hämochromatose, gilt der Aderlass auch in der Schulmedizin als Therapie der Wahl. Seit jeher galt er jedoch nicht nur als blutverdünnend und blutdrucksenkend, sondern gleichzeitig als stoffwechselreinigend, vegetativ ausgleichend und antientzündlich wirksam. Deswegen wurde er über Jahrhunderte hinweg breit gefächert eingesetzt. Der englische Landarzt Thomas Sydenham erlangte Weltrum durch virtuosen Einsatz ausleitender Verfahren unter besonderer Verwendung des Aderlasses.

Doch bei allem Streit lässt eine Studie der Universität Innsbruck aus dem Jahr 2001 aufhorchen: Sie bestätigt, wer zweimal jährlich vorbeugend einen Aderlass durchführen lässt, leidet signifikant weniger an Herzinfarkt und Schlaganfällen. Na also, kann man nur sagen. Wieder einmal bestätigt moderne Forschung jahrhunderte alte Erfahrungen, wenn man sich nur die Mühe macht, die Dinge auch zu erforschen.

These 4: Arbeite täglich im Freien bis zum Schwitzen

Die Empfehlung kombiniert die körperliche Betätigung mit der Ausleitung. Der Wert körperlicher Betätigung kann gar nicht hoch genug eingeschätzt werden. Er verhindert nicht nur Arthrose, sondern ist auch die einzig wirksame Möglichkeit, chronische Rückenschmerzen in den Griff zu kriegen. Darüber hinaus regt er Durchblutung und Lymphfluss an. Dadurch erfolgt nicht nur ein Herz-Kreislauf-Training, auch die Stimmung verbessert sich nachhaltig. Erinnert sei an einen chronisch-depressiv kranken Patienten. Er berichtete über eine 30-jährige Leidensgeschichte mit den unterschiedlichsten Therapieverfahren. Angefangen von Psychotherapie über Psychopharmakaeinsatz bis zu diversen stationären psychiatrischen Aufenthalten. Wirklich geholfen hat ihm gegen seine Depression nur eines: regelmäßiges und intensives körperliches Training.

These 5: Lasse dich täglich mit Sesamöl einreiben und dir eine Massage verabreichen

Wer nicht schon vorher geschmunzelt hat, spätestens hier wird er es tun: Wer wollte dies nicht, sich täglich eine Massage verabreichen zu

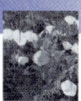

lassen. Massiert werden bedeutet Handanlegen. Dadurch erhält der Begriff Behandlung seine ganz ursprüngliche Bedeutung zurück. Diese Form des Handanlegens wirkt energiezuleitend, entspannend, ausgleichend. Darüber hinaus wird durch sanfte Reflexzonenaktivierung die Funktion innerer Organe unterstützt und harmonisiert.

Diese fünfte These des Hippokrates stellt daher im wahrsten Sinne des Wortes ein Stück Ordnungstherapie dar, die geeignet ist, den Menschen auf naturgemäße Rhythmen der Lebensführung zurückzuführen. Auch wenn im Alltag mit all seiner Hektik nicht immer durchführbar: Daran denken sollte man auf jeden Fall. Wenn die Erkenntnis einmal gewonnen ist, wird sich auch ein Weg finden lassen, diese Empfehlung zumindest teilweise umzusetzen.

Entgiftung – gibt es so etwas überhaupt?

Von Vertretern der klinischen Medizin, insbesondere im universitären Bereich, hört man oft folgenden Standpunkt:

„Entgiftung" sei ein völlig altmodischer, primitiver und höchst unsinniger Begriff, denn es gebe im Organismus nichts zu entgiften. Auch gebe es keine „Schlacken", sodass alle diesbezüglichen Behauptungen von Vertretern der Erfahrungsheilkunde/Naturheilverfahren überholt und abwegig seien. Sie dienten nur der Verunsicherung der Patienten. Angebotene so genannte Entgiftungskuren seien nicht nur Beutelschneiderei, sondern oft sogar gefährlich, sodass vor derartigen unseriösen Verfahren nur gewarnt werden könne.

Hier hilft folgende Gegenfrage: Wieso gibt es eigentlich Dialysestationen bei eingeschränkter Nierenfunktion? Ein Moment „Schweigen im Walde" ist die typische Reaktion des Gegenübers. Selbstverständlich: Dialyse wird durchgeführt, weil ansonsten der betroffene Patient an einem Übermaß ausleitungspflichtiger Stoffwechselendprodukte versterben würde. Umgangssprachlich können diese Stoffwechselendprodukte als „Gifte" und „Schlacken" bezeichnet werden. Was ist daran verwerflich? Die Orthopäden sprechen schließlich auch und ständig von „Gelenkverschleiß", obgleich es sich dabei um eine lebende Struktur und nicht um abgefahrene Bremsbeläge handelt.

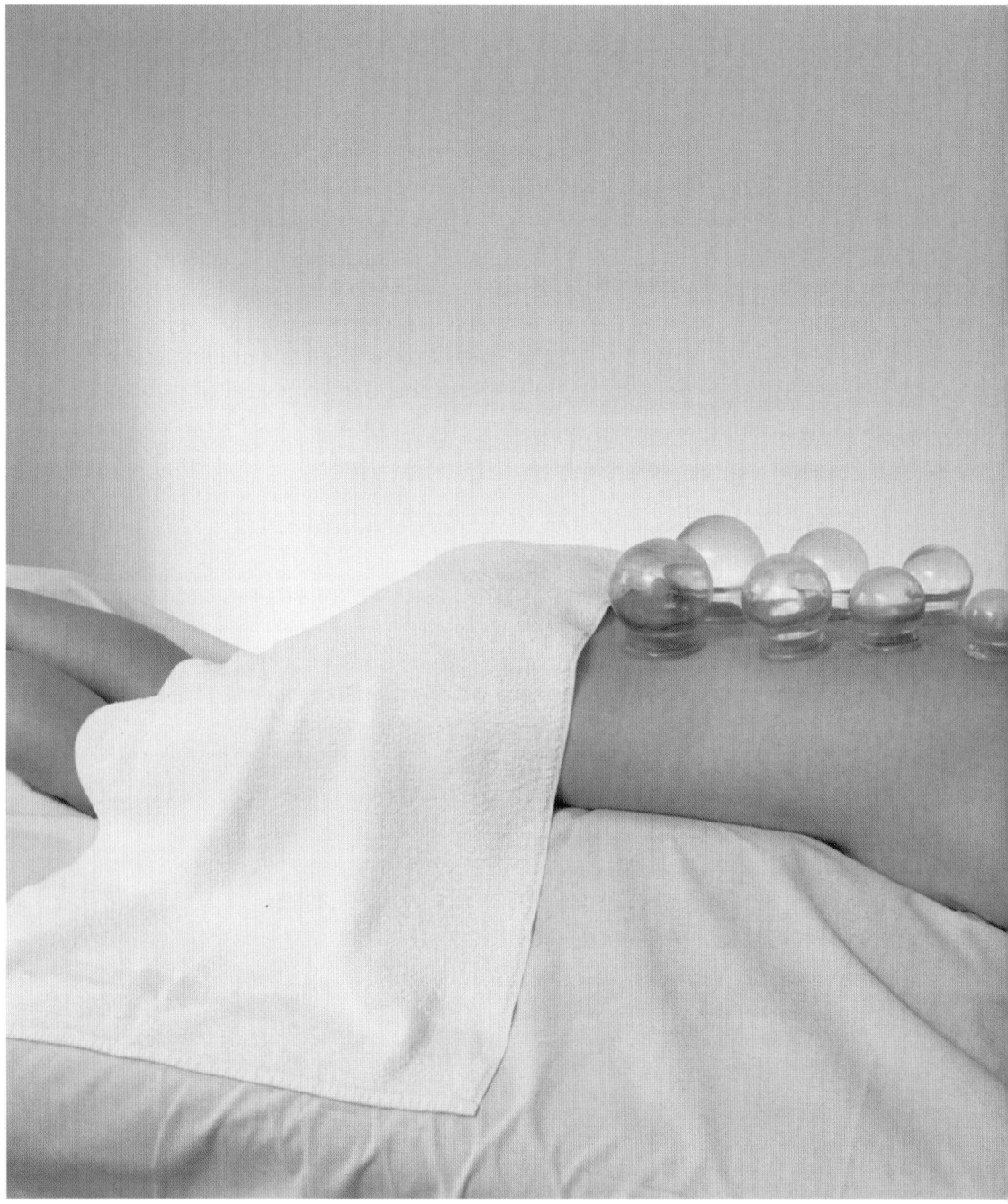

Verschiedene Ausleitungsverfahren

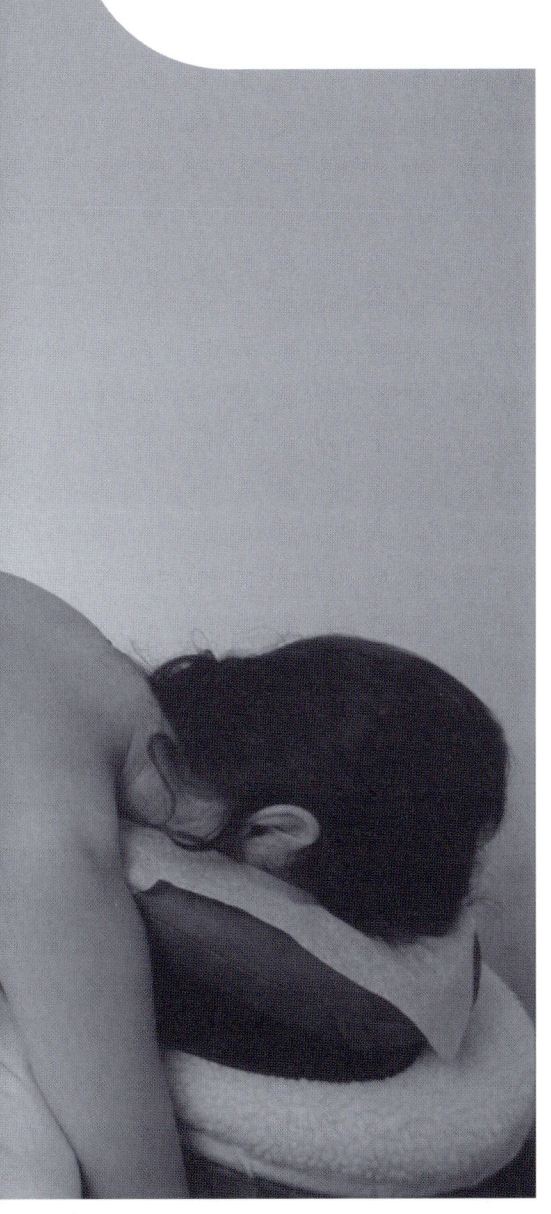

Im klassischen Sinn wird der Begriff „ausleitende Verfahren" mit dem Namen des Wiener Arztes Bernhard Aschner assoziiert. Er war es, der in der ersten Hälfte des zwanzigsten Jahrhunderts, die zu diesem Zeitpunkt schon weitgehend in Vergessenheit geratenen hippokratischen Verfahren wieder entdeckte. Vor allem Aderlass, Schröpfen, das Blasen ziehende Pflaster (Cantharidenpflaster), Baunscheidt, Blutegel, Brechverfahren waren über Jahrhunderte hinweg zentraler Bestandteil ärztlicher Therapiemaßnahmen. Heute werden einige Verfahren – wie zum Beispiel Brechverfahren – nur noch in Ausnahmefällen eingesetzt, dafür offerieren die Diätetik, die Pflanzenheilkunde und moderne Homöopathie ganz neue und zeitgemäße Möglichkeiten.

Ernährungstherapie

Kaum zu glauben, aber wahr: Auch mit Ernährung kann man ausleiten. Gerade in Zeiten von Überernährung und Bewegungsmangel sollte sich jeder bewusst werden: Nicht die Frage, „was fehlt mir", wovon muss ich zusätzlich essen, um Mangelsymptome zu vermeiden, ist heute entscheidend. Gesundheit erwächst vielmehr aus dem gezielten Weglassen nicht unbedingt benötigter Dinge.

Hinsichtlich der modernen Ernährungsempfehlungen bedeutet dies vor allem ein konsequentes Reduzieren von tierischem Fett, tierischem Eiweiß sowie kurzkettigen Kohlenhydraten in Form von Zucker und Süßigkeiten. Stattdessen sind verstärkt hochwertige pflanzliche Fette mit hohem Anteil einfach ungesättigter Fettsäuren wie Olivenöl und Rapsöl und/oder Fette mit hohem Anteil an Omega-3-Fettsäuren wie Leinöl zu bevorzugen.

Wissenswertes

Ballaststoffreiche Kost bevorzugen

Unsere Kost sollte ballaststoffbetont sein. Wir nehmen heute deutlich weniger Ballaststoffe zu uns als frühere Generationen. Der Konsum von Hülsenfrüchten ist im Vergleich zum Jahr 1900 auf ein Zwanzigstel der damaligen Menge abgesunken.

Ballaststoffe regen nicht nur die Tätigkeit des Darmes an, sondern haben höchstwahrscheinlich auch einen Schutzeffekt gegenüber Darmkrebs, binden Giftstoffe im Darm und helfen, den Blutfettspiegel zu normalisieren. Aber sie können noch mehr. Sie bilden eine wertvolle Ernährung für die gesunden Darmbakterien, ohne die ein funktionierendes Abwehrsystem nicht denkbar ist.

Heute wird häufig von der mediterranen Kost als schmackhafter Ernährungsform gesprochen, die die oben genannten Kriterien erfüllt. Konsequenterweise müsste man aber sagen: Die so genannte mediterrane Kost entspricht der Mittelmeerernährung vor 40 Jahren. Leider ist die heutige mediterrane Kost auch nicht mehr das, was sie einmal war. Zunehmend dominieren auch dort Fertignahrungsmit-

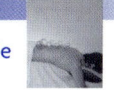

tel, sodass der einst hohe Gehalt an hochwertigen Frischwaren heute nicht mehr durchgehend gewährleistet ist.

Aus ökologischen Gründen bietet sich zudem an, Nahrungsmittel aus der Region zu bevorzugen, die ähnliche ernährungsphysiologische Vorteile bieten.

Modifizierte mediterrane Kost

Unter mediterraner Kost versteht man eine Kostform, die vor mehr als 40 Jahren in den Mittelmeerländern gepflegt wurde. Sie besteht aus einem hohen Anteil von saisonalem Gemüse und Obst unter Verwendung viel frischer oder getrockneter Kräuter sowie einem bewussten Einsatz von Olivenöl. Fleisch und Wurst wurde selten verzehrt, dagegen häufiger Fisch und Meeresfrüchte. Milch und Milchprodukte gab es regelmäßig, aber nur in geringen Mengen.

Wir versuchen nun, diese Kostform auf mitteleuropäische Verhältnisse zu übertragen. Aus ökologischen Gründen sollten nicht nur die typischen südländischen Obst- und Gemüsesorten verwendet werden, sondern vor allem unsere heimischen Produkte jahreszeitengemäß eingesetzt werden. Fleisch soll aus artgerechter Tierhaltung stammen. Rezepturen dafür werden nur spärlich gegeben, da sie bekannter sind als vegetarische Möglichkeiten.

Im Rezeptteil (siehe Seite 161 ff) finden Sie einen Speiseplan, der Ihnen einige Anregungen gibt. Sämtliche Mahlzeiten können nach den individuellen Gegebenheiten ausgetauscht werden. Die Frühstücksangaben sind Alternativen, Sie müssen also nicht jeden Morgen ein anderes Frühstück zubereiten.

Eine Stufe intensiver: Tiereiweißfasten nach Wendt

Der Frankfurter Mediziner Professor Lothar Wendt fand in den 70er und 80er Jahren des zwanzigsten Jahrhunderts heraus, dass vor allem ein Übermaß an tierischem Eiweiß zu Blutverdickung, Bindegewebsverschlackung und Arteriosklerose führt. Dies vor allem deshalb, weil der moderne Mensch durch seine überwiegend sitzende Tätig-

TIPP

Bei erhöhtem Cholesterinspiegel täglich zwei EL Haferkleie (in Brei oder Saft eingerührt) zu sich nehmen. Dies kann helfen, ungünstige Blutfettwerte zu verbessern.

keit die zugeführte Eiweißmenge nicht mehr adäquat „ausarbeiten" kann. Wendt empfiehlt daher für jeden Menschen folgenden Zeitplan für ein Tiereiweißfasten:

einen Tag in der Woche, eine Woche im Monat, einen Monat im Jahr

Tiereiweißfasten ist kein Fasten im herkömmlichen Sinn, sondern eine rein vegane, also ohne jegliche Tierprodukte auskommende Ernährungsweise. Ohne Frage bietet diese Ernährungsform bei zahlreichen Zivilisationskrankheiten, insbesondere Stoffwechselstörungen, Übergewicht, rheumatischen Erkrankungen und Herz-Kreislauf-Krankheiten erhebliche Vorteile. In bestimmten Fällen, insbesondere bei schweren Herz-Kreislauf-Risikofaktoren und pyknisch-athletischer Konstitution, kann sie sogar als Dauernahrung geeignet sein.

Für schlankere asthenische Menschen ist sie jedoch nicht so günstig, weil sie die latente Gefahr einer nicht so guten Vitamin-B12- und Folsäureversorgung in sich birgt. Außerdem wirkt diese Kostform im Sinne der Konstitutionslehre „kühlend". Sie wäre somit für den schwitzenden, mit Bluthochdruck behafteten Pykniker bestens geeignet, nicht aber für den ständig frierenden schlanken Niederdruckler.

INFO

Durch Entzug des tierischen Eiweißes werden Depots vor allem im Bereich der Blutgefäßwände und des Bindegewebes abgebaut.

„Kühlende Rohkost"

Oft fragen Berufstätige, die häufig unterwegs sind, welche rasch wirksame Ernährungsform auch für unterwegs geeignet sei, um eine nachhaltige Stoffwechselentlastung zu induzieren. Hier bietet sich die Rohkosternährung mit reinen Obsttagen, ggf. auch Salattagen an. Sie ist sozusagen eine verschärfte Form des Tiereiweißfastens.

Wegen ihrer ebenfalls „kühlenden" Wirkung bietet sich die Rohkost vor allem in der wärmeren Jahreszeit an. Durch den völligen Entzug tierischer und gekochter Produkte auf Zeit in Kombination mit der hohen Ballaststoffzufuhr wird der Stoffwechsel des Körpers nachhaltig entlastet, die zugeführte Allergenmenge deutlich reduziert und die Blutfließfähigkeit verbessert. Vor allem hitzeüberschüssige, athletisch-pyknische Typen profitieren von dieser Ernährungsweise.

Im Anhang (Seite 154 ff.) finden Sie einen detaillierten Ernährungsplan.

Eine interessante Erfahrung

Mitunter berichten Menschen, durch Rohkost konnten rheumatische Erkrankungen, Allergien oder andere Zivilisationskrankheiten geheilt werden. Dies ist in der Tat möglich, weil durch die starke stoffwechselentlastende und gleichzeitig ausleitende Wirkung der Organismus in den Stand versetzt wird, in großen Mengen Stoffwechselendprodukte auszuleiten. Allerdings hat sich auch gezeigt: Als Dauernahrung ist die reine Rohkosternährung nur in Ausnahmefällen geeignet. Neben Mangelversorgung, vor allem bezüglich Vitamin B, Eisen und Folsäure, droht insbesondere eine verstärkte Gärungssituation im Verdauungstrakt. Diese bringt nicht nur subjektive Unpässlichkeiten mit sich. Der Frankfurter Professor Dr. Karl Pirlet entdeckte gefährliche Gärungszustände, die unter Umständen wie eine Art Rückvergiftung den gesamten Organismus belasten können. Es sollen sogar Fälle beschrieben sein, in denen aufgrund alkoholischer Vergärungen von nicht verträglicher Rohkost Blutalkoholspiegel nachweisbar waren, die zur Fahruntauglichkeit geführt hätten. Eine oder mehrere Rohkostwochen helfen, zahlreichen typischen Zivilisationserscheinungen wie Bluthochdruck, Diabetes und Arthrose den Nährboden zu entziehen.

TIPP

Ein Rohkosttag in der Woche kann für viele sinnvoll sein.

Entlastungstage

Für wen die Rohkost zu derb ist, bieten sich Entlastungstage an: Kartoffeltage, Reistage oder Gemüsetage. Beim Kartoffeltag werden 800 g Pellkartoffeln zubereitet und mit etwas Butter oder Öl und etwas Kräutern gereicht (keine tierischen Eiweiße, also auch kein Quark).

Alternativ dazu bietet sich der Reistag an: 180 g Vollreis werden ohne Salz zubereitet und auf drei Mahlzeiten verteilt. Mit gedünstetem Kompott aus einem Kilo Äpfel (ungesüßt) oder einer gedünsteten Tomate bzw. mit 150 g gedünstetem Gemüse können Sie eine geschmackliche Abrundung erzielen.

Sowohl Kartoffel- als auch Reistag wirken stark entwässernd. Schon vor rund 20 Jahren hat einer der Nestoren der Trennkost in Deutschland, Dr. Ludwig Walb, die deutlichen Funktionsverbesserungen bei herzschwachen Patienten beschrieben: Aufgrund der erheblichen Flüssigkeitsausscheidung wird die Herzarbeit entlastet und somit die Herzfunktion nachhaltig unterstützt.

Selbstverständlich wäre auch ein Rohkost- oder Obsttag im Sinne eines Entlastungstages zu verstehen.

Das stärkste aller Ausleitverfahren: Heilfasten nach Buchinger

Wirkt schon der Entzug tierischer Nahrungsmittel allergenreduzierend und stoffwechselentlastend, stellt der weitgehende Nahrungsentzug beim Heilfasten einen noch viel stärkeren Umstimmungsreiz dar. Der Patient bekommt 250 kcal über den Tag verteilt in Form von Gemüsesäften und Gemüsebrühen, dazu Kräutertee und salzarmes Mineralwasser. Auf dieser Grundlage wird der Organismus gezwungen – um seinen Energiebedarf zu decken – körpereigene Ablagerungen anzugreifen. Während er in den ersten Stunden den Speicherzucker Glycogen abbaut, steigt mit zunehmender Fastendauer die Energiegewinnung durch Verbrennung von Fettsäuren. Dies führt nicht nur zu einer Gewichtsabnahme, sondern – was viel wichtiger ist – zu einer weitgehenden Reinigung des Organismus.

Der Vorwurf, lebenswichtiges Struktureiweiß werde abgebaut mit der Folge bedrohlicher (Herz)-Komplikationen erscheint wenig praxisbezogen – sonst wären mehrwöchige Fastenkuren nicht möglich.

Wissenswertes

Fasten ist nicht Hungern

Fasten stellt eine Übung dar, auf die sich der Betroffene geistig vorzubereiten hat. Richtig angewendet vermag es vor allem bei komplexen Beschwerdebildern mit mehreren Zivilisationskrankheiten gleichzeitig, wie rheumatischen Erkrankungen und Stoffwechselstörungen, oft durchschlagende Erfolge oder Besserungen zu erzielen.

Tatsächlich findet – insbesondere in den ersten Tagen – ein Abbau nicht benötigten Speichereiweißes statt – ähnlich wie beim Tiereiweißfasten und den Rohkosttagen, nur wesentlich schneller und intensiver.

Die Dauer des Fastens beträgt je nach Beschwerdebild und Art der Durchführung mindestens eine Woche, im Regelfall unter stationären Bedingungen drei Wochen. In Extremfällen sind sogar Fastenkuren von bis zu 75 Tagen beschrieben.

Biologische Begleitbehandlungen

Um die Ausleitungsprozesse zu unterstützen, werden biologische Begleitbehandlungen durchgeführt. Im Mittelpunkt steht die intensive **Darmreinigung**. Diese kann durch tägliche Zufuhr von Bitter- oder Glaubersalz geschehen (1-TL in Wasser angesetzt) und/oder durch zusätzliche begleitende Darmspülungen bzw. die Kolon-Hydro-Therapie (siehe unten).

Je intensiver die Darmreinigung durchgeführt wird, umso schneller wird die so genannte Fastenkrise mit einer anfänglich mitunter auftretenden subjektiven Phase der Schwäche und vorübergehender Symptomverstärkung überwunden.

Wasserheilkundlich bieten sich vor allem ansteigende Bäder sowie Wechselfuß- und Armbäder an. Bewährt haben sich beispielsweise der Wechselkniguss bei niedrigem Blutdruck, das ansteigende Armbad bei koronarer Herzkrankheit, das Wechselsitzbad bei Erkrankungen des Unterleibes oder das Vollbad mit geeigneten Badezusätzen je nach individueller Indikation.

Früher sagte man, der Fastende soll ruhen. Diese Empfehlung führte zu einem starken Muskelabbau. Ziel ist aber eine Einschmelzung von Fettgewebe unter Erhalt der Muskulatur. Deswegen gilt heute: Der Fastende kann sich nicht nur viel bewegen, er soll es sogar. Selbst richtig sportliche Leistungen sind möglich. Gruppen- und Einzelgymnastik, dazu auch Atemgymnastik und tägliches, mindestens 10–15-minütiges Ergometertraining oder 20–30-minütiges „strammes" Spazierengehen („Walking") sind empfehlenswert.

VORSICHT

Bei entzündlichen Erkrankungen, wie häufiger Blasen- oder Prostataentzündung keine Kaltphase.

Vor allem in der Klinik wird man zudem physiotherapeutische Anwendungen durchführen können: **Lymphdrainagen** zur Aktivierung der Gewebsentgiftung, **Fußreflexzonenmassagen** zum vegetativen Ausgleich und zur gezielten Unterstützung von Organfunktionen, **Bindegewebsmassagen** zur reflektorischen Aktivierung innerer Organe, **Akupunktmassage nach Penzel** zum Energieausgleich im Sinne der traditionellen chinesischen Medizin und klassische Teilmassagen zur Durchblutungsanregung.

Wichtig: Umschalt- und Aufbautage

Zu Beginn der Fastenmaßnahme hat sich ein Umschalttag in Form eines Entlastungstages oder Rohkosttages bewährt. Schon an diesem Tag kann Bittersalz eingenommen und eine Darmspülung durchgeführt werden.

Nach Beendigung des Fastens werden in der Regel drei Aufbautage bis zur Überführung in eine normale Kost eingebaut. Dieser besteht am ersten Tag aus einer Kartoffelsuppe, eventuell auch einem gedünstetem Apfel. Am zweiten Tag kann eine Dinkelsuppe sowie Kartoffelbrei mit gedünstetem Möhrengemüse verabreicht werden. Ab dem dritten Tag ist dann eine gut verträgliche Brotsorte wie Knäckebrot oder Grahambrot mit pflanzlichem Belag bereits möglich. Je länger die Fastendauer, umso vorsichtiger sollte der Kostaufbau erfolgen.

Im Anhang (Seite 154 ff.) finden Sie Kostvorschläge für drei Abfastentage.

Ambulantes oder stationäres Fasten – was ist besser?

Als Faustregel gilt: Wird das Fasten zur Vorbeugung oder nur bei leichteren Beschwerdebildern durchgeführt, kann auch ein ambulantes Fasten unter Anleitung eines erfahrenen Fastenleiters oder im Rahmen einer Fastenwandergruppe sinnvoll sein. Behandlungen komplexer Beschwerdebilder, insbesondere wenn auch Stoffwechselstörungen wie Diabetes oder Herz-Kreislauf-Krankheiten mit im Spiel sind, sollten allerdings zumindest beim ersten Mal unter stationären Bedingungen durchgeführt werden. Nur dort ist eine eingehende Betreuung rund um die Uhr gewährleistet. Im Anhang finden Sie die Anschriften einer Auswahl geeigneter Kliniken.

ACHTUNG

Auch während der Aufbautage sollten Abführmittel so lange eingenommen werden, bis sich wieder ein normaler Stuhlgang eingestellt hat. Denn: Beim Abfasten entzieht der Organismus dem Darm Flüssigkeit, sodass es ohne Abführmittel zu Verstopfungen kommen kann.

Indikationen und Kontraindikationen des Heilfastens

Indikationen:

- Vorbeugung
- Infektanfälligkeit
- Krebsnachsorge
- Asthma
- Herzkranzgefäßverkalkung
- Bluthochdruck (Hypertonie)
- Verstopfung (Obstipation)
- Reizdarmsyndrom
- Entzündliche Darmerkrankungen wie Colitis ulcerosa und Morbus Crohn (keine Säfte und keine salinischen Abführmittel verabreichen, stattdessen Dinkelschleim)
- Lebererkrankungen, insbesondere Fettleber
- Frauenleiden wie Wechseljahresbeschwerden, Endometriose, nicht-organisch bedingte Kinderlosigkeit
- Zuckerkrankheit (Diabetes mellitus Typ II), Gicht, erhöhte Blutfette
- Neurodermitis, Schuppenflechte (Psoriasis)
- Allergien
- Chronische Polyarthritis, Kollagenosen
- Arthrose
- Migräne, Spannungskopfschmerzen
- Befindlichkeitsstörungen wie chronische Müdigkeit, Schlaflosigkeit
- Leichtere Formen von Depressionen

Kontraindikationen:

- Akute Krebserkrankung
- Starkes Untergewicht
- Tuberkulose
- Höhergradige Herzrhythmusstörungen
- Dekompensierte Niereninsuffizienz mit Dialysepflichtigkeit
- Schwangerschaft
- Jugendlicher Diabetes mellitus Typ I
- Schilddrüsenüber- bzw. unterfunktion
- Psychosen, schizophrenieartige Erkrankungen (auch wenn Erscheinungen bereits lange zurückliegen)

Hilfe für die Leber

Während jahrzehntelang bezüglich der Leber in Medizinerkreisen eine Art Nihilismus herrschte und außer der Empfehlung, Alkohol zu meiden und viel Quark zu essen, auf entsprechende Patientenfragen nur mit den Achseln gezuckt wurde, kennt die moderne Naturheilkunde eine ganze Reihe hilfreicher Dinge.

Mariendistel

Die Mariendistel (Silybum marianum) schützt die Leberzellen und aktiviert deren Entgiftungsleistung. Wichtig ist eine ausreichend hohe Dosierung von 280–300 mg des Wirkstoffes Silymarin bzw. Silibinin täglich. Dies lässt sich nicht mit Tee, sondern nur mit pharmakologisch hergestellten Präparaten erreichen. Bewährte Präparate heißen Silymarin 140 Stada®, Silibene® 140, Legalon® 140. Man nimmt zweimal täglich eine Kapsel über mindestens vier Wochen. Erst nach zwei bis drei Wochen ist mit einem spürbaren Wirkeintritt zu rechnen.

Artischocke

Vergleichbare Effekte auf die Leber wie Mariendistel entfaltet die Artischocke (Cynara scolymus). Sie regt zusätzlich die Gallenproduktion an. Deswegen ist die Einnahme von Artischockenpräparaten überall dort sinnvoll, wo eine Anregung der Gallensaftproduktion und Aktivierung des Gallenflusses angestrebt wird.

Dies ist beispielsweise für Patienten mit Verstopfungsneigung besonders sinnvoll. Menschen mit Neigung zu Verkrampfungen im Gallenwegsbereich oder gar Koliken reagieren jedoch oft mit Beschwerdeverstärkung. Deswegen ist in diesen Fällen eine gewisse Vorsicht angezeigt.

Schöllkraut

Das Schöllkraut (Chelidonium majus) wurde jahrelang als Standardpräparat zur Unterstützung des Gallenflusses und zur Entkrampfung der Gallenwege eingesetzt. In der jüngsten Zeit wurden zahlreiche Schöllkrautpräparate jedoch aus dem Verkehr gezogen.

Javanische Gelbwurz

Die javanische Gelbwurz (Curcuma longae) wirkt ebenfalls entstauend und entkrampfend auf die Gallenwege und entfaltet zusätzlich antientzündliche Effekte. Vielfach finden sich Kombinationspräparate mit verschiedenen Heilpflanzen, die u. a. auch javanische Gelbwurz enthalten.

Löwenzahn

Löwenzahn (Taraxacum officinale) wirkt deutlich anregend auf die Gallensaftproduktion. Beschrieben ist eine Steigerung um gut 40 Prozent. Gleichzeitig wird die Niere angeregt, sodass eine vermehrte Urinproduktion einsetzt.

Weitere unterstützende Maßnahmen

Darüber hinaus helfen physikalische Dinge. Schon der einfache **Leberwickel** aktiviert die Durchblutung des Organs und unterstützt auf diese Weise die „Entgiftungskapazität". Kurmäßig durchgeführt, am besten abends, stellt er eine zusätzliche Einschlafhilfe dar.

Alternativ kann auch **Rotlichtbestrahlung** helfen – jeden Abend 15–20 Minuten.

Ernährungstherapeutisch sollte selbstverständlich Alkohol komplett gemieden und vor allem abends keine tiereiweißreiche Mahlzeit eingenommen werden. Gerichte aus Kartoffeln und Gemüse oder „Pasta" sind hier die bessere Alternative.

So bringen Sie die Niere auf Trab

Abgesehen von den oben genannten pflanzlichen Präparaten spielt die Ernährung eine große Rolle: Was die Niere nicht möchte: zu viel tierisches Eiweiß und Salz. Deswegen gilt: Eine möglichst pflanzlich betonte basenüberschüssige Ernährungsweise entlastet die Niere.

Die notorische Empfehlung, bei Nierenkrankheiten viel zu trinken, wird oft nicht näher ausgeführt. Was wird hierunter verstanden? Etwa Bier trinken? Man könnte ja auf die Idee kommen, Bier sei

INFO

Vergessen Sie eines nicht: Negative Emotionen schwächen die Leber! Deswegen empfiehlt die traditionelle chinesische Medizin bei jeder Form von Depression und Erschöpfung eine Mitbehandlung der Leber zur Stärkung des Leber-"Chi".

ein gutes Ausschwemmmittel. Es erzeugt aber keine echte Ausschwemmung im Sinne einer Reinigung des Körpers, sondern eine osmotische Diurese. Dies bedeutet: Wenn nur genügend Alkohol zugeführt wird, tritt eine regelrechte Austrocknung des Körpers ein, weil Gewebswasser entzogen wird. Dies merkt man am „Brand" nach einem Saufgelage am nächsten Morgen. Der Körper verlangt dann instinktiv, die ausgeschwemmte Flüssigkeit wieder zu ersetzen.

Welches Durchspülmittel ist sinnvoll?

Alkohol scheidet als Durchspülungsmittel kategorisch aus. Ist Milch eine Alternative? Nein, denn Milch stellt aufgrund seiner hochkonzentrierten Eiweißmengen ein Nahrungsmittel dar, aber kein Getränk, und schon gar nicht ein solches zum Durchspülen der Niere.

Fruchtsäfte? Diese enthalten beträchtliche Mengen an Obstsäuren, die für empfindliche Verdauungstrakte keineswegs gut bekömmlich sind. Sie können zu Gärungen und Völlegefühl führen. Fernerhin reagieren häufig Allergiker, Neurodermitiker und Patienten mit rheumatischen Erkrankungen auf Fruchtsäfte mit Symptomver-

Wasser

*ist das beste
Durchspülmittel*

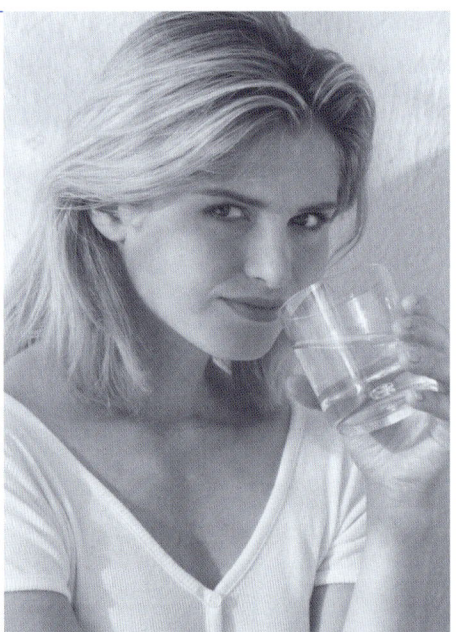

schlimmerung. Deswegen sollten diese zumindest 1 : 1 mit Wasser verdünnt werden.

Das am besten geeignete Getränk stellt zweifellos Quellwasser dar. Es ist in naturbelassenem Zustand, hat also auch noch alle elektromagnetischen Eigenschaften, die man gesundem Wasser zuschreibt. Entscheidend für ein optimales nierengängiges Getränk ist seine Fähigkeit, sich mit ausscheidungspflichtigen Stoffwechselendprodukten beladen zu können. Diese Eigenschaften erfüllt neben Quellwasser vermutlich hochohmiges Wasser. Hierunter verstehen wir ein mineralarmes Wasser, welches einen hohen elektrischen Widerstandswert aufweist.

Zwei Bezugsquellen sind zu erwähnen: Zum einen die akratischen Heilwässer. Hierbei handelt es sich um spezielle aus der Tiefe stammende Quellen mit geringem Mineralgehalt. Leider sind viele dieser Quellen nur regional verbreitet. In Oberbayern gibt es die Adelholzener Primusquelle. Im Rheinland die Haaner Felsenquelle. Im Rhein/Main-Gebiet kann die Renata-Heilquelle aus dem Odenwald als akratisches Heilwasser eingestuft werden. International könnte Volvic verwendet werden. Doch manchmal kommen Zweifel, ob denn eine solche Quelle derartige Schüttungen aufweist, dass dieses Wasser offenbar kubikkilometerweise weltweit exportiert werden kann. Hier mag sich der Einzelne seine eigenen Gedanken machen.

Eine Alternative zum käuflichen Wasser wäre die Eigenproduktion mithilfe der Umkehrosmose. Dabei strömt Leitungswasser durch spezielle Filtermembranen. Es wird somit hochgradig gereinigt und alle Schadstoffe, aber auch Mineralstoffe weitgehend entfernt. Dies

Nicht jedes Mineralwasser ist geeignet

Wissenswertes

Zahlreiche Mineralwässer, die oft kritiklos getrunken werden, sind zum Durchspülen der Nieren wenig geeignet. Dies gilt besonders für diejenigen, die über einen höheren Gehalt an Kochsalz (NaCl) verfügen. Ein Beispiel: Staatlich Fachingen ist ein hervorragendes Heilwasser für den Magen-Darm-Trakt. Wie auf der Flasche beschrieben, sollte man es bei Zimmertemperatur schluckweise trinken – und sich an frischer Luft ergehen. Zum Durchspülen der Nieren ist es allerdings weniger sinnvoll.

geschieht ohne Erhitzung. Während normales Leitungswasser eine Ohmzahl von mehreren 100 aufweist, erreicht Umkehrosmosewasser Ohmwerte von über 30 000. Der Nachteil: Das Verfahren ist recht energieaufwendig. Aus fünf Liter Leitungswasser wird lediglich ein Liter Osmosewasser erzeugt. Zudem können die Filtermembranen verkeimen, so dass eine sorgfältige Wartung erforderlich ist.

Beachten Sie die Analysen der Mineralwasserhersteller genau. Viele wenden dabei einen Trick an: Statt in Milligramm, werden die Inhaltsstoffe in Gramm angegeben. Dadurch erscheinen die Zahlen optisch um eine Tausenderpotenz kleiner. Viele Kunden übersehen diesen Trick und verwenden womöglich das „falsche" Mineralwasser.

Akratisches Heilwasser eignet sich hervorragend zum Durchspülen der Nieren. Es kann jedoch wegen seines ausschwemmenden Effektes den Stuhl etwas fester machen, sodass eine mögliche Tendenz zur Verstopfung noch gefördert wird. Dies zeigt: Auch der simple Oberbegriff „Mineralwasser" kann sehr differenziert betrachtet werden und zu ganz unterschiedlichen Einsatzformen führen.

Liebstöckel und Petersilienkraut

Die Nierenausscheidung anregend sind ferner Liebstöckel und Petersilienkraut. Petersilie besitzt jedoch neben dem entwässernden Effekt auch eine mögliche abtreibende Wirkung, sodass seine Anwendung vor allem in der Schwangerschaft kontraindiziert ist.

Wacholderbeeren

Sie aktivieren die Nierendurchblutung und verstärken somit ebenfalls die Harnproduktion. Beschrieben sind jedoch auch potenziell nierenschädigende Effekte, sodass die Anwendung von Wacholderpräparaten auf 5–6 Wochen begrenzt werden sollte. Bekannte Präparate heißen Roleca® Wacholder 50 mg. Im Nierentee® 2000 sind Wacholderbeeren zusammen mit Birkenblättern, Orthosiphonblättern und Fenchelöl enthalten.

Weitere pflanzliche Präparate

Weitere, die Nierenausscheidung anregende pflanzliche Präparate sind Goldrutenkraut, Birkenblätter, Hauhhechelwurzel und Orthosiphonblätter. Die genannten Pflanzen sind in zahlreichen pflanzlichen und homöopathischen Kombinationspräparaten enthalten. Bekannte Namen sind Cystinol® long, Nephroselect® oder Aqualibra®. Der „Indische Nierentee"® enthält als Hauptwirkstoff Orthosiphonblätter.

Bewährt haben sich auch Kuren mit Pflanzenpresssäften (wie Schoenenberger Birkensaft). Man nimmt einen EL in ein halbes Glas Wasser und trinkt dies vor den Mahlzeiten – dreimal täglich über mehrere Wochen hinweg. Weitere, allerdings relativ schwach wirksame entwässernde Wirkungen haben Brennnesselkraut und -blätter, Gartenbohnenhülsen, Queckenwurzelstock und Schachtelhalmkraut.

Entwässerungstee

Ein bewährter pflanzlicher Entwässerungstee, der auch bei Steinleiden eingesetzt werden kann, setzt sich folgendermaßen zusammen:

Rp.   Rad. Taraxaci cum Herba
Fruct. Juniperi
Fruct. Petroselini
Herba Herniariae
Fruct. Anisi aa ad 200,0

Zwei Esslöffel auf ein Liter Wasser, heiß überbrühen und 20 Minuten ziehen lassen, täglich morgens die ganze Menge langsam schluckweise trinken.

(nach R.F. Weiss, Lehrbuch der Phytotherapie, 6. Auflage, Hippokrates, Stuttgart, 1985)

Moderne Homöopathie

Neben der Pflanzenheilkunde wird der Stoffwechsel im naturheilkundlichen Bereich gerne mit homöopathischen Einzel- oder Komplexmitteln aktiviert. Besonders bei Hautkrankheiten, Allergien,
rheumatischen Erkrankungen und Erschöpfungssyndromen steht eine Unterstützung innerer Organe auch dann im Mittelpunkt der Behandlung, wenn klinisch internistische Untersuchungen keinen auf-
fälligen Befund ergeben.

Die einzelnen Pharmahersteller offerieren eine breite Palette seit
langem bewährter Präparate. Für die Leberentgiftung können He-
peel®-Tabletten, Phoenohepan® Tropfen oder Quassia® similiaplex
eingesetzt werden. In der Regel werden kurmäßige Einsätze von 4–6
Wochen, in manchen Fällen auch noch länger, durchgeführt.

Zur Unterstützung der Nierenfunktion bieten sich Reneel®, Pas-
coerenal®, Phoenix Solidago® oder Nierenelixier® ST an.

Die Funktion des Bindegewebsstoffwechsels lässt sich mit Präparaten wie Derivatio® H, Toxex® oder Phoenix Antitox® günstig beeinflussen.

Für den Hautstoffwechsel kann Cutis compositum eingesetzt werden, welches allerdings nur in Ampullenform vorliegt. Möglich ist
aber – neben der Injektion –, diese Ampullen zu trinken. Dabei wird
der Inhalt der Ampulle eine halbe Minute lang im Mund behalten,
bevor er heruntergeschluckt wird. Auf diese Weise findet eine rasche
Aufnahme der Wirkstoffe im Bereich der Mundschleimhäute statt.

Möglich ist auch die unterstützende Behandlung mit homöopathischen Einzelmitteln. Für die Leber ist beispielsweise Chelidonium
D4, 3 x täglich eine Tablette, geeignet. Bei Hämorrhoiden, die auf eine Stauung im Pfortaderkreislauf der Leber hinweisen, kann Carduus
marianus D2, also die homöopathisierte Mariendistel, eingesetzt
werden. Die Pfortader leitet den größeren Teil des Darmblutes der
Leber zur „Entgiftung" zu. Kommt es in diesem Bereich zu Stauungen, wird das Blut über einen Umgehungskreislauf – den Hämorrhoiden – direkt der großen Hohlvene und von dort dem Herzen zugeleitet.

Zur Anregung der Nierenfunktion bietet sich Solidago D4 3 x 1 Tablette für mehrere Wochen an.

Nebel'sche Drainage

Im Rahmen der so genannten „Nebel'schen Drainage" werden mehrere Einzelmittelhomöopathika zusammengefasst. Die Rezeptur lautet folgendermaßen:

- Crataegus D4 zur Kreislauf- und Stoffwechselanregung
- Solidago D4 zur Nierenanregung
- Chelidonium D4 zur Leberanregung
- Hydrastis D4 zur Darmunterstützung

Von allen Präparaten nimmt man jeweils dreimal täglich eine Tablette bzw. dreimal 5–10 Tropfen. In der Tropfenform ist es auch möglich, diese vier Präparate zusammenzufügen, sodass die Einnahmemodalitäten sich vereinfachen. Die Einnahmedosis beträgt dann 2 x 10 bis 3 x 20 Tropfen.

Bewährt hat sich die Nebel'sche Drainage bei Patienten aller Altersgruppen, vor allem bei hartnäckigen Beschwerdebildern, die im Sinne der Naturheilkunde auf eine innere Stoffwechselüberlastung zurückgeführt werden. Vor allem bei Hautkrankheiten jeglicher Art, aber auch bloßem Hautjucken, ohne dass man von außen etwas sieht, können dies gute Indikationen sein. Auch bei Erschöpfungssyndromen oder ganz einfach als „Frühjahrskur" kann eine solche Behandlung über mehrere Wochen problemlos durchgeführt werden.

Wasserheilkunde (Hydrotherapie)

Viele Menschen glauben heutzutage, durch Heilverfahren, die aus fernen Regionen der Welt stammen, Hilfe und Rettung zu finden. Der Aufschwung der traditionellen chinesischen Medizin (TCM), der ayurvedischen Medizin aus Indien und der tibetischen Medizin liegt hierin begründet. Die Effektivität dieser zum Teil Jahrtausende alten Verfahren steht außer Frage. Alle diese Methoden versuchen, durch Stoffwechselentlastung und Ausgleich der Regulation den Organismus in ein Gleichgewicht zu bringen, als Voraussetzung für die Gesundheit.

Vergleicht man die Vorgehensweise der Deutschen Naturheilkunde mit diesen fernöstlichen Verfahren, entdeckt man erstaunliche Parallelen. Ein Beweis, dass Erfahrungsheilkunde transkulturell zu vergleichbaren Resultaten gelangt ist.

Wissenswertes

Ein dauerhaft bewährtes Verfahren

Die naturheilkundliche Tradition in Deutschland bietet eine breite Palette hervorragender und dauerhaft bewährter Verfahren. In anderen westlichen Ländern gibt es keine naturheilkundliche Tradition, die es auch nur annähernd mit der deutschen aufnehmen könnte. Schade, dass heutzutage diese große Tradition durch die europäische Gesetzgebung von Einschränkungen bedroht ist. Die Schuld hierfür liegt allerdings weniger bei den „Brüsseler Bürokraten", sondern vielmehr bei den deutschen Vertretern, die es nicht verstehen und auch gar nicht nachhaltig anstreben, diese „traditionelle deutsche Medizin" auch in europäischem Rahmen zu erhalten und verstärkt zur Geltung zu bringen. Angesichts der Forschungsanstrengungen in den USA im Bereich der Komplementärmedizin ist von folgendem Szenario auszugehen:

In Deutschland zunehmend in Vergessenheit geratene oder gering geschätzte naturheilkundliche Verfahren werden irgendwann unter anderem Namen aus den USA wieder zurückkommen. Diejenigen in Deutschland, die sie einst bekämpft haben, werden sie dann begeistert aufnehmen und sich windend argumentieren: Man sei ja im Grunde immer für die Naturheilkunde gewesen und habe stets ein großes Herz für die Ganzheitsmedizin besessen. Doch leider war diese Medizinrichtung ja nicht wissenschaftlich nachgewiesen. Da sich dies aber dank der Forschungen in den USA nun geändert habe, könne man jetzt selbstverständlich einen breit gefächerten Einsatz naturheilkundlicher Verfahren befürworten ...

Die Kneipp-Kur

Im Rahmen „unserer" Naturheilkunde spielen die Wasseranwendungen eine wichtige Rolle. Hierzu zählt zum Beispiel die Kneipp-Therapie.

In „Meine Wasserkur" beschrieb der katholische Pfarrer Sebastian Kneipp schon 1886 eine breite Palette von Waschungen, Spülungen,

Güssen, Ganz- oder Teilbädern, die teils mit kaltem, teils mit warmem Wasser durchgeführt werden. Diese Verfahren wirken im Wege des Wärmeaustausches. Vor allem drei Faktoren spielen dabei eine wichtige Rolle: Die Größe des gereizten Körperbezirks, die Temperatur des Wassers und natürlich die Anwendungsdauer.

Anwendungen mit kaltem Wasser, die in der Regel nur wenige Sekunden bis Minuten durchgeführt werden, führen in der Folge zu einer starken Hautrötung als Zeichen einer aktivierten Durchblutung. Dadurch wird nicht nur ein bestimmtes Körperteil mehr durchblutet, sondern über vielfältige Reflexverbindungen kommt es auch zu einer allgemeinen Kreislaufanregung und Aktivierung innerer Organe. Nicht zuletzt werden psychovegetative Effekte beobachtet: Jeder, der eine intensive Kneipp-Behandlung durchgeführt hat, wird feststellen, wie positiv sich dieses auch auf seine Stimmung auswirkt.

Kaltwasseranwendungen	Wissenswertes

Kaltwasseranwendungen werden vor allem als Schenkel- oder Kniegüsse, vereinzelt aber auch als Brust-, Rücken- oder Vollgüsse angewendet. Ganz wichtig: Kaltanwendungen dürfen nur auf einem vorher durchwärmten Körper durchgeführt werden. Dies kann durch körperliche Bewegung, z. B. Gymnastik geschehen oder durch längere vorherige Behandlung mit warmem Wasser.

Nach der Kneippschen Regel soll nicht gebraust werden, sondern ein breiter Wasserstrahl aus einem dicken Schlauch (ohne Druck) die jeweilige Körperregion mantelförmig benetzen bzw. umfließen. Das Wasser wird dabei ohne Druck auf die Körperregion aufgebracht. Man beginnt immer im Bereich der Extremitäten ganz peripher und führt den Wasserstrahl zum Rumpf hin. Bei kurmäßigen Anwendungen kommen ein bis zwei Anwendungen zum Einsatz, 3–6 Wochen lang. Es gibt aber auch verschiedene Indikationen, die längerfristige, wenn nicht monatelange Anwendungen für sinnvoll erachten lassen.

Einige Beispiele zur Anwendung:
- Krampfaderleiden – hier bewähren sich zweimal täglich durchgeführte Schenkelgüsse.

- Arterielle Verschlusskrankheit (AVK) im Beinbereich – in diesem Falle kommt keine Kälte, sondern von vornherein Wärme zum Einsatz. Geeignet ist das ansteigende Fußbad: In eine kleine Wanne, die mit 35°C warmem Wasser teilweise gefüllt ist, werden die Füße hineingestellt. Dann wird langsam heißes Wasser zugegossen. Sowohl Wassertemperatur als auch Wasserspiegel steigen an. Es tritt nicht nur eine verbesserte Durchblutung im Beinbereich ein, sondern wirkt über Reflexwege auch auf übrige Teile des Organismus.
- Ansteigende Teil- und Vollbäder helfen besonders bei akuten Infekten, Verspannungszuständen oder akuten Rückenleiden. Durch geeignete Badezusätze kann die Wirkung noch gesteigert werden. Rosmarin aktiviert die Durchblutung und wirkt schweißtreibend. Fichtennadelextrakt regt die Produktion weißer Blutkörperchen an und entfaltet somit abwehrsteigernde Effekte. Bei rheumatischen Beschwerden bietet sich das Heublumenbad an. Hautkranke profitieren von Weizenkleie oder Molkebad. Zur allgemeinen Entspannung kann Lavendel eingesetzt werden, welches obendrein einen angenehmen Duft verbreitet, im Unterschied zu dem sehr medizinisch riechenden, aber ebenfalls geeigneten Baldrianbad.
- Eines der bekanntesten Hausmittel ist der Wadenwickel. Besonders zur Fiebersenkung wird er bei akuten Infektionen eingesetzt. Er bewährt sich ebenfalls bei Kranken aller Altersgruppen. Von der Kniekehle bis zum Knöchel wird ein feuchtes Leinentuch platziert, welches zuvor in 20–25° C warmes Wasser getaucht wurde. Eiskalt sollte das Wasser also nicht sein. Die Dauer des Wadenwickels beträgt 10–20 Minuten. Je nach Höhe der Fieberreaktion kann nach kurzen Unterbrechungen der Wadenwickel erneut durchgeführt werden. Auch hier gilt aber: kein kalter Wadenwickel bei kalten Extremitäten. Auch bei Schüttelfrost und Kreislaufstörungen sind Wadenwickel kontraindiziert!
- Beim Prießnitzwickel wird auf die betreffende Körperregion ein mit kaltem Wasser getränktes Leinentuch platziert bzw. die jeweilige Extremität umwickelt. Darüber wird ein trockenes Leinen oder Frotteehandtuch gehüllt und das Ganze mit einer Decke ein-

gepackt. In diesem Zustand ruht der Patient rund eine Stunde. Höchstens 15 Minuten sollte es dauern, bis durch die Eigenwärme des Körpers auch der Wickel als warm empfunden wird. Falls nicht, kann mithilfe einer zusätzlichen Wärmflasche die Durchwärmung angeregt werden.

Formen des Prießnitzwickels

So wird das heute noch gemacht

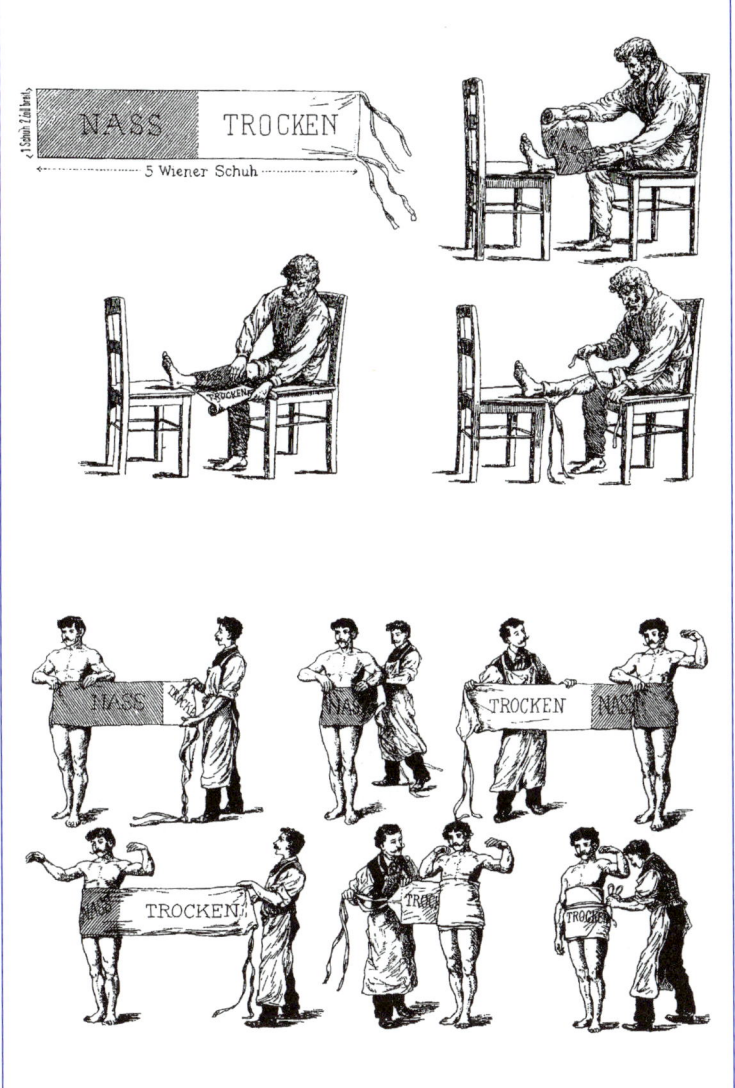

Medizinische Laien

Prießnitz stammte aus dem Altvatergebirge und war kein Arzt, sondern – wie so oft im naturheilkundlichen Bereich – medizinischer Laie. Im schlesischen Nachbarort wirkte mit Johann Schroth ein weiterer Nichtmediziner zum Wohle der Naturheilverfahren. Er behandelte im Gegensatz zu Prießnitz mit Wärme und verabreichte feucht-warme Schwitzpackungen. Durch die feuchte Wärme wird die Hautausscheidung angeregt. Die Haut kann über Schweiß- und Talgdrüsen bis zu 600 verschiedene definierbare chemische Substanzen ausscheiden. Hierunter sind nicht nur Stoffwechselendprodukte wie Harnsäure oder Fettsäurebestandteile, sondern auch Bakterienpartikel, Schwermetalle und Enanthrenfarben, wie sie im Zigarettenrauch vorkommen.

Sauna

In der Sauna kommen Temperaturen zwischen 80 und 120° C bei niedriger Luftfeuchtigkeit um 10 bis höchstens 20 % zum Einsatz. Durch so genannte Aufgüsse kann die Luftfeuchtigkeit bis auf 25 % und mehr gesteigert werden. Sauna regt die Durchblutung des gesamten Organismus an. Der Gefäßwiderstand sinkt, ebenso der diastolische (zweite) Blutdruckwert. Es tritt eine verstärkte Hautdurchblutung auf, die die Schweißsekretion aktiviert. Typische Saunaindikationen sind neben einer allgemeinen Stoffwechselanregung und Aktivierung der Ausscheidung arthrotisch-rheumatische Erkrankungen, muskuläre Verspannungen, allgemeine Abhärtung mit Stärkung der Abwehrkräfte, Durchblutungsstörungen, vegetative Umstimmung und Stressabbau.

Lediglich extremer Hochdruck mit Werten von über 200 mm Hg systolisch und deutlich über 100 diastolisch sowie extremer Niederdruck unter 100 mm Hg systolisch stellen eine Kontraindikation für den Besuch der Sauna dar. Gleiches gilt für akute entzündliche Erkrankungen, Thrombosen, Schilddrüsenüberfunktionen oder Karzinome. Auch Krampfleiden wie Epilepsie fallen in diese Rubrik.

Bei Krampfaderleiden (Varicosis) kann durch Umwicklung der Extremität mit einem feuchten kalten Handtuch trotzdem die Sauna besucht werden.

INFO

Auch bei moderatem Bluthochdruck ist der Besuch der Sauna ohne weiteres möglich. Durch die Senkung des Gefäßwiderstandes und Ausleitung über die Haut sinkt mittelfristig der Blutdruck sogar.

Auf einen ausreichenden Ersatz der ausgeschwitzten Flüssigkeit zwischen den Saunagängen ist zu achten. Hierfür eignen sich besonders Mineralwasser, aber auch kühler Kräutertee.

Der erste Saunagang sollte 12 bis maximal 15 Minuten nicht übersteigen. Die zwischenzeitlichen Abkühlungsphasen sollten knapp bis 15 Minuten betragen. Mögliche weitere Saunagänge werden in der Regel kürzer durchgeführt, oft nur 5–10 Minuten. Am Ende sollte eine 15–30-minütige Ruhezeit stehen.

Fehler beim Saunieren

Folgende Fehler beim Saunieren sollten vermieden werden:

- Plötzliches Aufstehen vom Liegen zum Sitzen kann zum Absacken des Blutdruckes führen und dadurch Kreislaufprobleme und Übelkeit auslösen.
- Keine Saunabesuche nach üppigen Mahlzeiten – es droht ebenfalls ein Absacken des Blutdruckes.
- Vor und während des Saunabadens sollte kein Alkohol getrunken werden.
- Zu lange oder zu intensive Kaltanwendungen nach dem Saunagang sind vor allem bei schlanken Menschen mit niedrigem Blutdruck eine Ursache für Kreislaufkollaps. Deswegen sollte bei diesen Personen bestenfalls ein Knie- oder Schenkelguss durchgeführt werden. Das kalte Tauchbad eignet sich besonders für athletisch-pyknische Menschen mit Hitzeüberschüssigkeit und robuster Konstitution.
- Bei Schleimhauterkrankungen wie chronischer Sinusitus oder Bronchitis lehrt die Erfahrung, dass die extrem trockene Luft bei der finnischen Sauna weniger günstiger ist als ein irisch-römisches Dampfbad. Dabei kommen Luftfeuchtigkeiten bis zu 100 % zum Einsatz.

ACHTUNG

Bei schweren Herzerkrankungen und Asthma ist wiederum das irisch-römische Dampfbad kontraindiziert.

Darmsanierung – Modetrend oder Basisbehandlung vieler Erkrankungen?

Seit rund 20 Jahren wird vor allem in der erfahrungsheilkundlichen Medizin von der so genannten „Darmsanierung" gesprochen. Dieser Begriff – von der klinischen Medizin belächelt – umschreibt eine Palette von Behandlungsmaßnahmen, die allesamt dem Ziel dienen, die Funktion des Darmes als wichtigstes Stoffwechsel- und Immunorgan zu optimieren.

Je nach Ausgangsbasis, beispielsweise bei chronischen wechselhaften Stuhlgewohnheiten oder Verstopfungen, aber auch bei Begleiterkrankungen wie Erschöpfungssyndromen, allgemeiner Infektanfälligkeit, Allergien und rheumatischen Erkrankungen bietet sich zu Beginn eine gründliche Reinigung des Darmes an, zum Beispiel durch **salinische Abführmittel** wie Bittersalz, Glaubersalz oder Karlsbader Salz. Diese Substanzen entfalten einen Spüleffekt im Darm und regen den Gallenfluss an, wodurch die Muskeltätigkeit des Darmes zusätzlich aktiviert und der Entleerungseffekt angeregt wird. Solche Reinigungskuren können durchaus über 10–14 Tage mit salinischen Abführmitteln durchgeführt werden.

Anwendungsweise

Salinische Abführmittel

Man gibt (morgens oder abends) 1–2 TL in einen Ansatz mit warmem Wasser und deckt das Glas ab. Nach zwölf Stunden hat sich das Salz gelöst und wird mit Wasser aufgegossen. Zur Geschmacksabrundung kann etwas Zitrone beigefügt werden. Am besten ist es, „auf einen Rutsch" das unangenehme salzig-bittrige Getränk zu sich zu nehmen.

Nicht geeignet sind salinische Abführmittel bei akut entzündlichen Magen-Darm-Erkrankungen, wie Magen- oder Zwölffingerdarmgeschwüre, Magenschleimhautentzündungen, Colitis ulcerosa oder

Morbus Crohn. Auch Gallenkoliken oder entzündliche Gallenerkrankungen stellen wegen der oben beschriebenen gallentreibenden Wirkung eine Kontraindikation dar. Selbst bei häufigen krampfartigen Beschwerden im rechten Oberbauch – ohne Gallensteine und Gallenblasenentzündung – sollte von der Verwendung salinischer Abführmittel Abstand genommen werden. Auch bei diesen als „Gallenwegsdyskinesie" bezeichneten Beschwerden können nämlich durch salinische Abführmittel kolikartige Symptome ausgelöst werden.

Die Kolon-Hydro-Therapie

Je nach Ausgangsbasis ist besonders die Darmreinigung „von unten" bewährt. Seit über 2000 Jahren ist der Einlauf eine gebräuchliche Methode, um den Körper von Giften zu befreien. Bekannt ist beispielsweise die Wirkung des kühlenden Einlaufes bei einem akuten Fieberzustand: Er wirkt stoffwechselentlastend und fiebersenkend, stellt gleichsam einen inneren Wadenwickel dar.

Schon zu Hippokrates' Zeiten behandelte man rheumatische Erkrankungen unter anderem durch Einläufe. Bis in die Zeit des Zweiten Weltkrieges waren „subaquale Darmbäder" in zahlreichen Kurorten verbreitet. Nach dem Kriege gerieten diese Dinge zunehmend in Vergessenheit. Die Methode erfüllte nicht mehr die geforderten hygienischen Voraussetzungen.

Seit rund 20 Jahren gibt es nun die Möglichkeit, durch eine moderne Form des Darmbades – die Kolon-Hydro-Therapie – eine schonende und gleichsam intensive Darmreinigung durchzuführen, die alle Anforderungen an moderne Hygienekriterien erfüllt. Bei der Kolon-Hydro-Therapie (CHT) handelt es sich um eine Weiterentwicklung des subaqualen Darmbades. Die Kolon-Hydro-Therapie basiert auf einer Entwicklung der amerikanischen Weltraumbehörde NASA.

Die Ziele der Kolon-Hydro-Therapie

• Schonende Reinigung des Dickdarmes von alten Kotresten (obwohl immer wieder bestritten, zeigen Untersuchungen von Pathologen, dass in den Ausbuchtungen des Dickdarmes Kotsteine in erheblichem Ausmaß gefunden werden können. (In Extremfällen

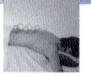
wurden Kotsteine mit einem Gesamtgewicht von bis zu 15 kg entdeckt.)

- Reaktivierung der Darmschleimhautdurchblutung (durch Verwendung unterschiedlicher Wassertemperaturen)
- Umstimmung der Darmflora (besonders wichtig auch bei Candidabefall)
- Aktivierung der Darmreflexzonen (der Darm ist über vegetative Nervenverästelungen mit übrigen Organen verbunden. Besonders engmaschige Verbindungen ergeben sich zwischen Darm und Unterleib bzw. Darm und Nasennebenhöhlen)
- Allgemeine Reaktivierung des Stoffwechsels und Entgiftung
- Immunstärkung

Die Behandlung wird von einem speziell ausgebildeten Therapeuten durchgeführt. Begleitend hinzu kommen physiotherapeutische Anwendungen, wie beispielsweise gezielte Bauchmassagen. Grundsätzlich finden nur Einmalinstrumentarien Anwendung, sodass der heute geforderte hygienische Standard gewährleistet ist.

WICHTIG

Bei zu großen Abständen zwischen den einzelnen Behandlungen (also nur alle zwei Wochen eine Behandlung) kommt der ausleitende Effekt nicht nachhaltig genug in die Gänge.

Die Dauer einer Behandlung beträgt zirka 50 Minuten. Je nach Situation kommen 3–6, manchmal auch bis zu 10 Behandlungen zum Einsatz, die über einen Zeitraum von 2–4 Wochen verteilt werden. Sinnvoll sind 2–3 Behandlungen pro Woche. Höhere Frequenzen können schleimhautreizend wirken.

In jüngerer Zeit nun wird häufiger das Argument ins Feld geführt, durch diese Form der Darmreinigung könne die natürliche Darmflora dezimiert und dadurch unter Umständen Gefahren ausgelöst werden. Tatsächlich tritt ein Verdünnungseffekt auf die im Darmvolumen vorhandenen Darmkeime auf. Untersuchungen mikrobiologischer Labors zeigen aber: Die mit einer hohen Haftfähigkeit an der Darmschleimhaut ausgestattete gesunde Darmflora wird kaum verändert, aber die Voraussetzung einer nachhaltigen Aktivierung gesunder Darmbakterien im Anschluss an die Behandlung geschaffen. Zu diesem Zweck werden geeignete Präparate mit gesunden Darmbakterien verabreicht. Diese Therapie stärkt auch das Immunsystem.

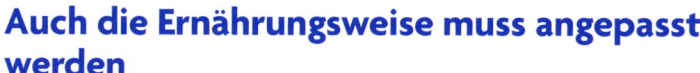

Auch die Ernährungsweise muss angepasst werden

Um den Effekt einer Darmreinigung möglichst langfristig zu konservieren, ist eine Ernährungsweise notwendig, die sowohl die Kriterien einer möglichst vollwertigen Kost berücksichtigt, als auch die individuelle Bekömmlichkeit beachtet. Gerade hier werden auch von Anhängern einer gesunden Lebensweise oft Fehler gemacht. Manche glauben, allein die Inhaltsstoffe begründen den Wert einer Ernährung; es werden oft grobkörnige Getreidebreie oder Getreide-Obst-Mischungen empfohlen, die vor allen Dingen von empfindlichen Verdauungstrakten überhaupt nicht verarbeitet werden können. Die Folge sind Blähungen, Gärungszustände und Unpässlichkeiten, und langfristig gesehen sogar eine Art Rückvergiftung aus dem Verdauungstrakt. Deswegen gelten für eine gesunde Ernährung die Aussagen von Professor Werner Kollath, dem Altmeister der deutschen Ernährungswissenschaft:

- Ernähre dich so naturbelassen wie möglich,
- so karg wie möglich,
- verwende möglichst Lebensmittel aus ökologischem Anbau.

Diese Thesen Kollaths müssen in Einklang gebracht werden mit den Erkenntnissen des österreichischen Darmarztes Franz Xaver Mayr:

- Wir leben nicht davon, was wir essen, sondern was wir verdauen können.

Vor allem bei einem empfindlichen Verdauungstrakt führt diese Synthese zu einer vollwertige Schonkost als optimaler Ernährungsform.

Gesunde Darmflora durch richtige Ernährung

Zu achten ist auch auf einen korrekten pH-Wert im Dickdarm. Dieser sollte leicht im sauren Bereich liegen, um 6,5. Dies gewährleistet die besten Voraussetzungen für die Entwicklung einer gesunden Darmflora und eine optimale Wirkkraft der Verdauungssäfte. Ist das Milieu zu sauer (unter 6,3), kann sich vermehrt eine gärungsaktive Darmflora entwickeln. In diesem Rahmen treten Fuselalkohole auf, die über die Darmwand aufgenommen und sogar die Leber schädigen können. Es sind Fälle beschrieben, bei denen der Blutalkoholspiegel der diesbezüglich Belasteten zur Fahruntauglichkeit geführt hat. In der englischsprachigen Fachliteratur wird dieses Phänomen als „intestinal brewery-syndrome" bezeichnet.

Diese Situation sollte zu einer Ernährungsumstellung mit dem Ziel führen, vor allem saures Obst, grobkörniges Getreide, aber auch Zucker zu reduzieren.

Zusätzlich können basische Mineralstoffpräparate, wie Dr. Jacob's Basenpulver, Alkala® N, Rebasit® oder Basosyx®. Diesen teilweise wenig gut schmeckenden Pulvern kann ebenfalls bei Bedarf etwas Zitrone als Geschmacksabrundung zugesetzt werden.

Auch die gegenteilige Situation ist möglich: Das Milieu im Darm ist zu alkalisch mit pH-Werten über 7 hinaus. Dies führt zu Fäulniszuständen infolge mangelhafter Eiweißverdauung. In diesem Rahmen kann es dann zur Bildung so genannter biogener Amine kommen. Dabei handelt es sich um Substanzen, die erhebliche Zellgiftwirkungen entfalten können, unter Umständen sogar für die Mitentstehung von krebsigen Entartungen verantwortlich sein dürften. In einem solchen Fall wäre die Ansäuerung des Darmmilieus das Ziel: Dies kann durch eine Verminderung der Eiweißmenge in der Ernährung erfolgen (weniger Fleisch und Wurst, weniger Milchprodukte) und zu mehr pflanzlicher Frischkost. Begleitend kann Milchzucker, ein niedermolekularer Ballaststoff, für einige Wochen eingenommen werden. Er wirkt leicht ansäuernd auf das Darmmilieu und stellt einen guten Ernährungsbaustein für die gesunde Darmflora dar. Übrigens: Auch bei Hefepilzbefall kann Milchzucker eingenommen werden, da er von Pilzen nicht verstoffwechselt werden kann. Eine andere Option zur „Ansäuerung" des Darmmilieus wäre Brottrunk, zweimal täglich ein Gläschen vor dem Frühstück und Abendessen. Ferner kann Apfelessig als patentes Hausmittel Verwendung finden. Er wird jeweils vor den Mahlzeiten als Schnapsgläschen 1:1 mit Wasser verdünnt für 4–6 Wochen eingenommen.

INFO

Einige Autoren beschreiben die Zitrone als Basenbildner. Unumstritten ist diese Auffassung allerdings nicht!

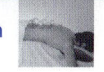

Zufuhr neuer gesunder Darmbakterien

Aus den vorbeschriebenen, sozusagen „Unkraut-jätenden" und milieukorrigierenden Maßnahmen, bietet sich anschließend die Gabe gesunder neuer Darmbakterien an. In der Praxis wird es oft genau umgekehrt gemacht: Man beginnt mit der Gabe von Darmbakterien und wundert sich, dass kein nennenswerter Effekt zu verzeichnen ist.

Im vorliegenden Fall sollte wie bei einem schlecht bestellten Beet verfahren werden: Zuerst Unkraut jäten, dann die Bodenqualität verbessern, dann neuen Samen einbringen.

Im Falle der mikrobiologischen Therapie bieten sich zunächst abgeschwächte Koli-Darmbakterien an. Geeignete Präparate heißen Rephalysin® C oder ProSymbioflor®. Diese werden kurmäßig für vier Wochen nach Beipackdosierung, evtl. auch niedriger dosiert, eingenommen, da anfangs Blähungen möglich sind. Diese Keime stimulieren die im Darm vorhandenen Bakterien und regen das Immunsystem an. Außerdem bremsen vor allem die Colibakterienpräparate die Umwandlung der vorhandenen Kolikeime in gefährliche infektionsauslösende Formen.

In einer zweiten Stufe hat es sich bewährt, Bakterien zu geben, die vor allem im Dünndarm die Hauptkeime darstellen, vor allem Bifido- und Milchsäurebakterien (Lactobazillen). Sinnvollerweise können Kombinationspräparate die beide Keimarten enthalten wie beispielsweise in Probiotik® pur oder Biocult® compositum oder Omniflora®.

Bifidokeime allein sind in Eugalan Töpfer® forte enthalten. Milchsäurebakterien befinden sich in Paidoflor®.

Milchsäurebakterien kommen übrigens nicht nur in der Milch vor, sondern auch in milchsauer vergorenem Gemüse, zum Beispiel Sauerkraut.

Deswegen ist die Zufuhr von Milchsäurebakterien auch bei Patienten mit Milchzucker- oder Milcheiweißunverträglichkeit nicht nur möglich, sondern ausdrücklich sinnvoll. Die Milchzuckerintoleranz (Lactoseintoleranz) – bei Asiaten oft angeboren – ist in unseren Breiten oft durch anhaltende Beeinträchtigung des Darmmilieus erworben.

In einer dritten Stufe kann dann der Einsatz lebender Kolibakterien erfolgen, zum Beispiel in Form von Mutaflor® oder Symbioflor 2®. Die Gabe der Darmbakterien stellt eine Art biologische Impfung dar, die die vorhandene Darmflora aktiviert und gleichzeitig das im Darm vorhandene Lymphsystem stimuliert. Deswegen kann man gesunde Darmbakterien ganz einfach auch dann einsetzen, wenn es bloß um die Steigerung der Abwehrkräfte geht. Der besondere zusätzliche Vorteil: Die mikrobiologische Therapie eignet sich ab Lebensalter „null". Nebenwirkungen bestehen höchstens in Blähungen und Krämpfen im Bauchraum bei zu hoher Dosierung in der Anfangsphase. Sofort nach Absetzen des Präparates gehen sie aber zurück.

Wissenswertes

Auch bei Autoimmunerkrankungen möglich

Diese Form der unspezifischen Immunmodulation eignet sich auch für Patienten, die an Autoimmunerkrankungen wie beispielsweise entzündlichem Rheumatismus oder so genannten Kollagenosen leiden. Bei diesen Patienten sind ja ansonsten gezielte immunstimulierende Verfahren, wie der Einsatz des Sonnenhutes (Echinacea) oder die Misteltherapie kontraindiziert.

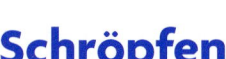

Schröpfen

Seit über 5000 Jahren wird Schröpfen durchgeführt. Verwendete man einst abgesägte Kuhhörner, kommen heute meist maschinell oder mundgeblasene Gläser zum Einsatz. Mithilfe eines Fidibus oder Entzünden eines kleinen Wattebausches wird ein Vakuum erzeugt, welches die Gläser an der entsprechenden Schröpfstelle fest haften lässt.

Je nach angestrebter Wirkung kann man blutig und trocken schröpfen und die jeweiligen Schröpfköpfe an die entsprechenden Reflexzonen positionieren.

Trockenschröpfen

Trockenschröpfen wirkt durchblutungs-, lymph- und stoffwechselanregend, aktiviert zusätzlich die der jeweiligen Reflexzone zugehörenden Organe. Im Bereich der rechten Schulter befinden sich beispielsweise die Reflexzonen von Galle und Leber, sodass diese Organe auf diese Weise gezielt unterstützt werden können. Setzt man die Schröpfköpfe parallel zur Wirbelsäule, kann eine allgemeine Kreislauf- und Durchblutungsanregung erfolgen, was sich vor allem bei erschöpften Patienten nach einem längeren Krankenhausaufenthalt anbietet.

Blutiges Schröpfen

Das blutige Schröpfen wirkt entziehend, entstauend, weil direkt überschüssige Lymphe und Blut über die Haut nach außen geleitet werden. Zu diesem Zweck werden an der zu schröpfenden Stelle am besten mit einer Blutlanzette mehrere kleine Stiche schnell hintereinander durchgeführt. Anschließend wird der Schröpfkopf darüber gesetzt. Innerhalb von 20 Minuten werden auf diese Weise 5–50 ml Blut und Lymphe entzogen. Besonders bei Durchführung des blutigen Schröpfens im Nacken berichten viele Patienten ganz spontan, sie fühlen sich, als ob eine Last von ihnen genommen sei. Diesen Aus-ruf der Erleichterung kann man durchaus in einem zweideutigen Sinn verstehen, denn vielen Menschen sitzt heutzutage in der Tat et-was „im Nacken".

Behandlung beim naturheilkundlichen Therapeuten

Der besondere Vorteil des Schröpfens: Es lässt sich ob seiner ra-tionellen Durchführbarkeit auch heute im Praxisbetrieb recht gut integrieren. In vielen Ländern mit wesentlich schlechteren wirt-schaftlichen Verhältnissen, vor allen Dingen in Osteuropa, aber auch in Asien, ist die Durchführung des Schröpfens nach wie vor eine gängige therapeutische Behandlungsmaßnahme bei zahlrei-chen Indikationen.

Neben orthopädischen Beschwerden kann vor allem bei Lymphbe-lastungen, Infektneigung, aber auch chronischen Organfehlfunktio-nen eine unterstützende Behandlung mit der Schröpftherapie durch-geführt werden.

Die Schröpfzonen

des menschlichen Körpers

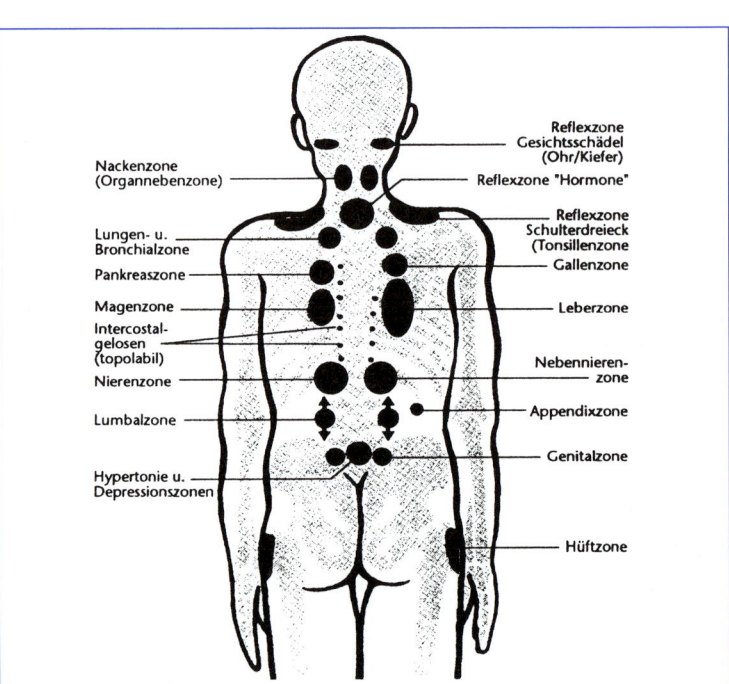

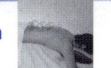

> Als Faustregel gilt: Athletisch-pyknische Menschen mit viel Hitze und Körpermasse werden vor allem blutig geschröpft, schwächlich-asthenische Menschen werden überwiegend trocken geschröpft.

Kontraindikationen für das Schröpfen stellen akute entzündliche bzw. ekzematöse Hauterkrankungen dar. Bei der Einnahme blutverdünnender Medikamente (Marcumar) ist erhebliche Vorsicht geboten bzw. die Schröpfdauer auf wenige Minuten zu begrenzen. In China werden sogar so genannte Blitzschröpfungen für wenige Sekunden durchgeführt.

Ein lehrreicher Fall

Aus der Praxis

Eine 45-jährige Patientin berichtet über einen seit Monaten bestehenden druckempfindlichen, teilweise auch spontan schmerzhaften Punkt nahe dem Schulterblattwinkel. Vom Orthopäden konnte röntgenologisch kein gravierender Befund erhoben werden. Im Blutbild fanden sich keine Hinweise auf ein entzündlich-rheumatisches Geschehen. Durchgeführte Massagen waren während der Behandlung zwar „angenehm", im Nachhinein verschlimmerte sich die Symptomatik jedoch. Auch krankengymnastische Behandlungen führten zu keiner durchschlagenden Verbesserung. Schließlich erhielt die Patientin die Empfehlung, Schmerzmittel bzw. Antirheumatika einzunehmen. Die Beschwerdesymptomatik wurde darunter „dumpfer", verschwand jedoch keineswegs. Schließlich traten Magenbeschwerden aufgrund der starken Medikamente auf, sodass die Patientin eine „sanfte" Alternative suchte.

Und so löste sich das Problem:

Bei der Untersuchung zeigte sich im Bereich des Schmerzpunktes eine prallelastische kirschgroße muskuläre Verhärtung. Ein ähnliches Gebilde zeigte sich auch auf der Gegenseite, allerdings etwas kleiner. Diese als „Myogelose" bezeichneten Strukturen beschreiben mangelernährte, chronisch übersäuerte Muskelpartien. Ursachen sind statische Veränderungen am Skelett, Fehlhaltungen und funktionelle Störungen innerer Organe, die sich in die Muskelreflexzone projizieren.

Beim Schröpfen bezeichnet man diese Myogelosen auch als „heiße Gelosen". Sie bedürfen der blutigen Schröpfung. Genau dieses wurde bei der Patientin durchgeführt: in der ersten Woche zweimal, dann einmal/Woche, insgesamt sechsmal. Seitdem sind die Beschwerden dauerhaft verschwunden!

Aderlass

Der Aderlass ist eine der ältesten medizinischen Behandlungen und zählt zu den ausleitenden Verfahren. Er ist vor allem im 16. und 17. Jahrhundert übertrieben oft eingesetzt worden und geriet daraufhin in Verruf, zum Teil bis heute.

Gerade in unserem Zeitalter der Wohlstandserkrankungen erweist sich der Aderlass jedoch wieder als wertvolle therapeutische Maßnahme. Eine jüngere Untersuchung aus dem Jahr 2001 an der Universität Innsbruck kommt zu dem Ergebnis, routinemäßig zweimal jährlich durchgeführte Aderlässe seien eine wirksame Vorbeugungsmaßnahme gegenüber Herzinfarkten und Schlaganfällen.

Darüber hinaus sind folgende Effekte seit langem, teilweise seit Jahrhunderten, bekannt:
- Blutverdünnung
- Blut- und Gewebsentgiftung (das Blut verliert seine „Schärfe")
- Antientzündliche Wirkung (deswegen auch bei entzündlichen Erkrankungen, wie akuten Gelenkentzündungen, indiziert)
- Vegetative Umstimmung

Indikationen für einen Aderlass sind ganz allgemein:
- Erhöhte Blutdicke mit einem Hämatokritwert über 42 %
- Hitzewallungen, beispielsweise im Klimakterium
- Zahlreiche Schwindel- und Tinituszustände (Ohrensausen)
- Hörsturz
- Kopfdruck
- Thromboseneigung

Zur Technik des Aderlasses

Es wird eine großvolumige Spezialkanüle verwendet, ähnlich wie bei Blutspendediensten. Sie hat einen Durchmesser von 1,8 mm. Durch ihren hervorragenden Diamantschliff tut der Stich jedoch nicht mehr weh als bei einer üblichen dünneren Kanüle, wie sie sonst zur Blutentnahme verwendet wird. Mit dieser Aderlasskanüle wird dann ein Schlauch verbunden, der in ein Auffanggefäß führt. Nach Einstechen der Kanüle lässt man die angestrebte Menge des Blutes einfach ohne Unterdruck ablaufen.

Durch entsprechendes Trinken im Anschluss an den Aderlass ist die entnommene Flüssigkeitsmenge rasch wieder aufgefüllt.

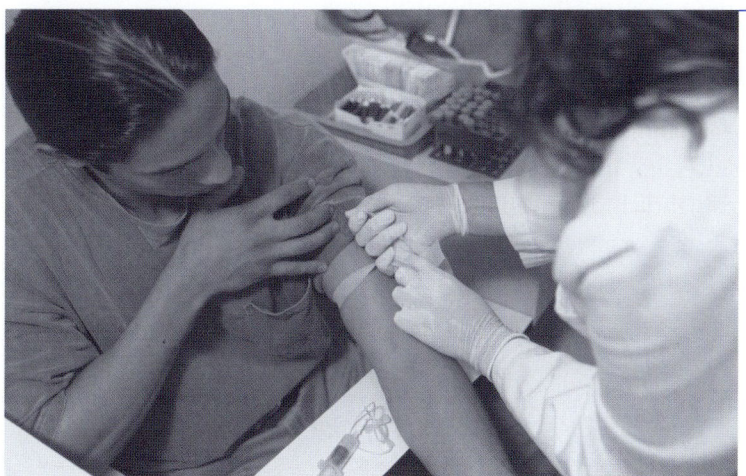

Der Aderlass

ist heute keine große Sache mehr

Wie oft sollte ein Aderlass durchgeführt werden?

Die Häufigkeit der Aderlassdurchführung richtet sich nach der Höhe der Blutdicke bzw. Ausprägung des Füllezustandes: Je vollblütiger ein Mensch ist, je mehr Schlaganfallgefährdung und Bluthochdruck er aufweist, umso häufiger werden – unter Kontrolle des Blutdickewertes Hämatokrit – die Aderlässe durchgeführt.

Kann eine Blutspende den Aderlass ersetzen?

Oft fragen Patienten, ob eine Blutspende den gleichen Zweck erfüllt. Was die ausleitende Wirkung anbelangt, trifft dies zwar zu. Die bei der Blutspende entnommene Menge von 500 ml bedeutet jedoch ei-

nen erheblichen Reiz auf das Knochenmark zur Blutneubildung, sodass dieses relativ rasch wieder eindickt. Dieser Effekt soll nach den
Untersuchungen des Wiener Arztes Bernhard Aschner bei einer (notfalls mehrmaligen) Aderlassmenge von jeweils 250 ml deutlich weniger ausgeprägt sein. Teilweise werden sogar noch geringere Aderlass-
mengen von 70–150 ml empfohlen, um keinen nachfolgenden Anre-
gungseffekt auf das Knochenmark zu entfalten.

Nach Hildegard von Bingen soll der Aderlass sogar unter Beach-
tung der Mondphasen durchgeführt werden. Am besten soll sich der
zweite bis sechste Tag nach Vollmond in der Phase der „absteigenden
Säfte" eignen.

Aus der Praxis

Behandlung beim Homöopathen

Wolfgang P. ist ein Managertyp Mitte 40 und hat als Selbstständi-
ger viel um die Ohren. Er weist eine athletisch-pyknische Konstitution auf. Seit über einem Jahr hat er das Gefühl, nicht mehr
richtig scharf zu sehen. Eine Untersuchung beim Augenarzt mit
Anpassung einer neuen Brille führt weder zu irgendeinem Befund, noch zu einer Besserung. Auch der Neurologe findet nichts.
Ein Internist führt einen umfangreichen „Check" durch – ohne jedes Resultat. Der Blutdruck ist normal und auch sämtliche Blutwerte befinden sich im Normbereich.

Die hippokratische Medizin würde in diesem Beschwerdebild –
nach Ausschluss organischer Erkrankungen – eine „Kongestion",
also Blutfülle, in diesem Fall im Kopf erkennen. Dementspre-
chend wird ein Aderlass à 250 ml durchgeführt. Schon wenige
Minuten später berichtete der Patient, erstmals seit Jahren wieder „wie ein Adler" sehen zu können. Nach zehn Tagen lässt der
Effekt etwas nach – ein erneuter Aderlass wird durchgeführt.
Wiederum mit durchschlagendem Effekt: Der Patient berichtet
über gestochen scharfes Sehen. Der Effekt hält jetzt bereits
mehrere Wochen an. Seitdem lässt Wolfgang P. durchschnittlich
vier Aderlässe pro Jahr durchführen und seine Sehkraft hat sich
anhaltend verbessert.

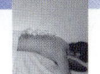

Wie sag ich's meinem Arzt?

Nun stellt sich für viele Betroffene die Frage: Wo finde ich einen Therapeuten, der bereit ist, einen Aderlass durchzuführen? Eines vorweg: Etwaige Listen über Aderlasstherapeuten gibt es meines Wissens nicht. Spricht man den Arzt direkt auf den Aderlass an, erhält der Fragende oft zur Antwort, dieser sei etwas mittelalterliches und heute völlig überholt. Lediglich bei der Hämochromatose (einer Eisenspeicherkrankheit) gelte der Aderlass als Therapie der Wahl.

Indikationen wie „Kongestion", blutdrucksenkende und antientzündliche Effekte sind in der modernen Medizin nahezu unbekannt. Nun könnte der pfiffige Patient um eine „hypovolämische Hämodilution" bitten, den Fachausdruck, der nichts anderes als eine wissenschaftliche Umschreibung des Aderlasses darstellt. Doch auch damit wird er oft nicht weiterkommen. Es bleibt also nur die Nachfrage bei der Ärztegesellschaft für Erfahrungsheilkunde (siehe Anhang) nach einer geeigneten Arztadresse in der Nähe oder der Gang zum Heilpraktiker. Wenn alles nichts nützt, kann zur Not das Blutspenden herhalten, obgleich die dabei entnommene relativ hohe Blutmenge medizinisch nicht optimal ist.

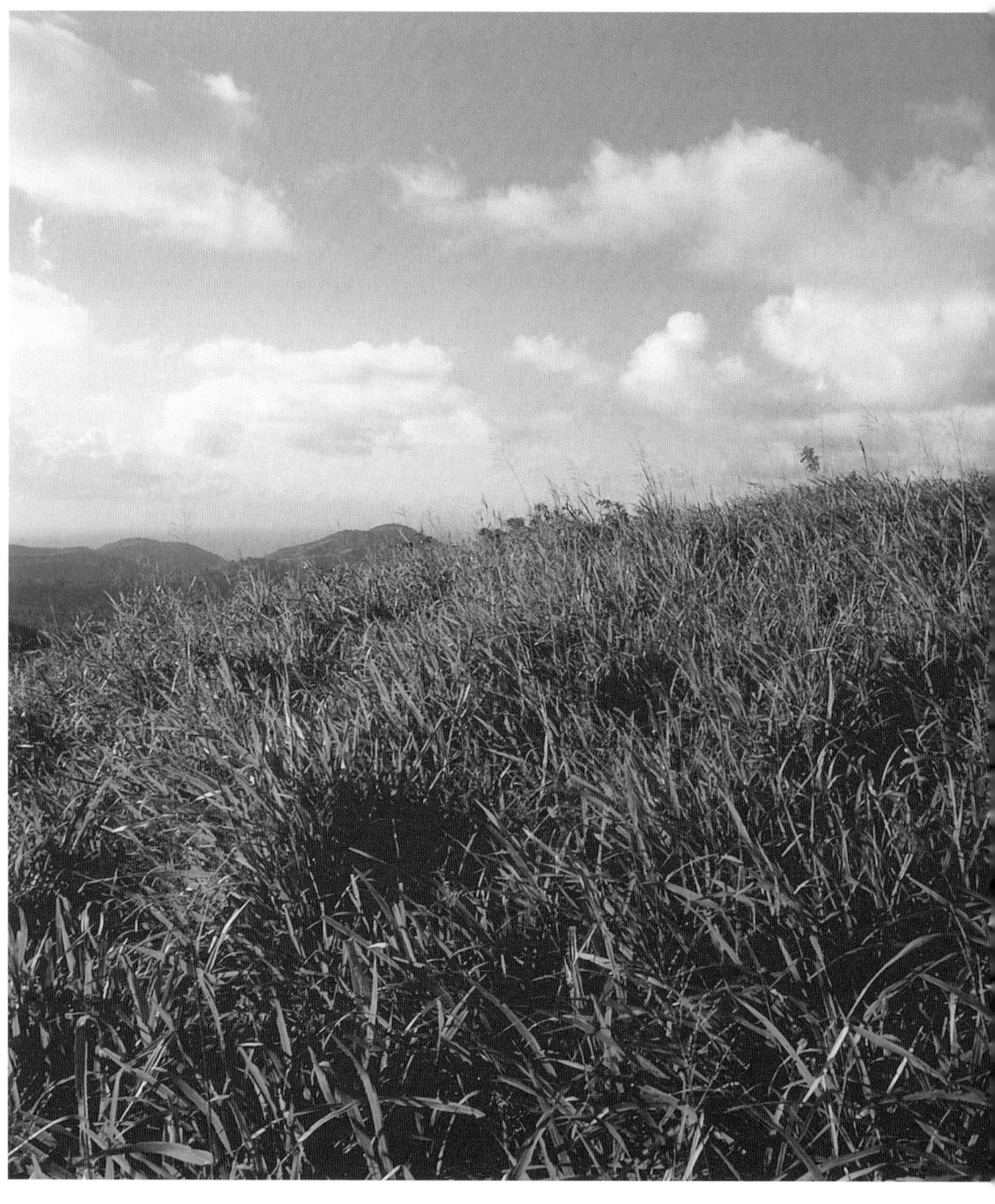

Krankheiten und Symptombilder

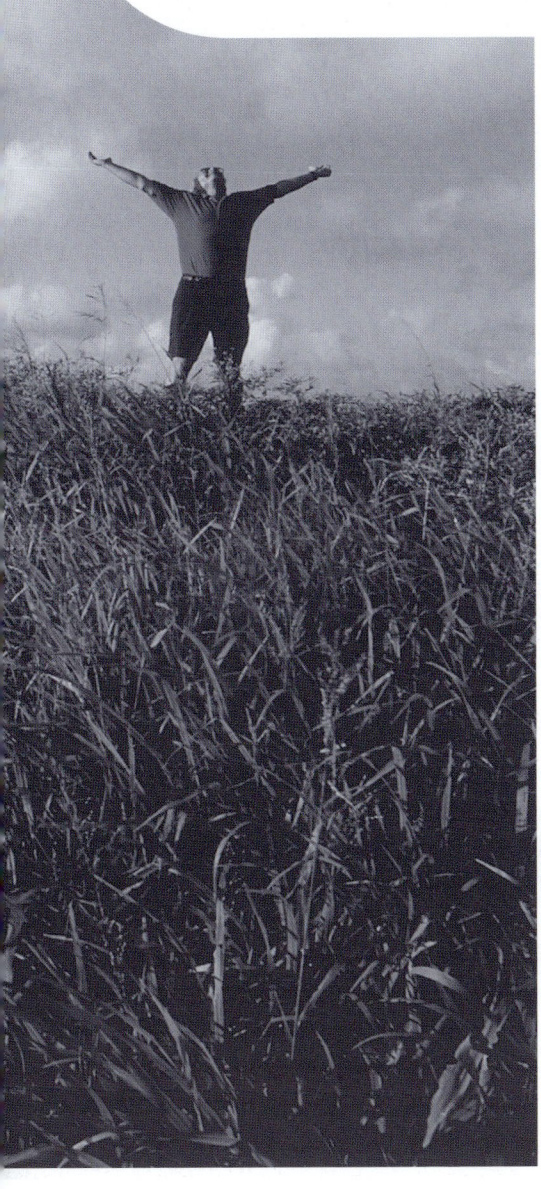

Nachfolgend sollen typische Zivilisationsbeschwerden mit möglichen Behandlungsoptionen erörtert werden. Bewusst wurde dabei der Schwerpunkt auf Erkrankungsbilder gelegt, die in der klinischen Medizin oft nur stiefmütterlich behandelt werden oder mit denen der Patient mit dem Hinweis, er müsse damit leben, alleingelassen wird.

Reizdarm

„Diagnostik bis zur Körperverletzung" nennt ein Wiesbadener Gastroenterologe die bei Reizdarmpatienten wiederholt durchgeführten Magen- und Darmspiegelungen. Häufig lassen sich in der Tat nur muskuläre Verkrampfungen des Darmes nachweisen, ohne sonstigen Organbefund. Die Diagnose „Reizdarm" ist somit eine klassische Ausschlussdiagnose.

Ursachen des Reizdarmes

Typisch für den Reizdarm: Es handelt sich überwiegend um Patienten unter 40 Jahren in recht gutem Allgemeinzustand. Die Beschwerden bestehen oft schon seit Jahren, vielfach in Kombination mit anderen funktionellen Störungen. Sie treten nie nachts, aber meistens morgens nüchtern auf und fast immer nach der Nahrungsaufnahme. Nahrungsentzug bessert schlagartig die Beschwerden.

Neben Bauchschmerzen unterschiedlicher Intensität mit Blähungen und unregelmäßigem Stuhl können auch Verstopfung und Durchfall im Wechsel auftreten. Als Ursache werden Störungen der Muskeltätigkeit des Magen-Darm-Traktes, beispielsweise in Folge einer zu ballaststoffarmen Ernährung oder einer zu trägen Funktion der Oberbauchorgane Leber, Galle und Bauchspeicheldrüse angesehen. Hinzu kommen Bewegungsmangel und Luftschlucken bei hektischen Menschen als weitere Faktoren. Die Muskelwelle des Magen-Darm-Traktes, die normalerweise für einen rhythmischen Vortrieb des Darminhaltes sorgt, wird dann unregelmäßig, stockt und kann sogar teilweise gegenläufig eintreten. Die Folge: Verkrampfungen bis hin zu kolikartigen Beschwerden.

Bei immer mehr Menschen finden sich darüber hinaus verdeckte Nahrungsmittelintoleranzen, zm Beispiel auf Milchzucker, Fruchtzucker, aber auch Zuckeraustauschstoffe wie Sorbit, Mannit oder Xylit.

In jüngster Zeit wird mehr und mehr der postinfektiöse Reizdarm beschrieben. Er tritt typischerweise nach einer Reise in südliche Länder auf, in deren Rahmen es zu einer Magen-Darm-Infektion gekommen ist. Selbst wenn diese abgeheilt und auffällige Blutparameter sich normalisiert haben, kann über Monate und Jahre hinweg eine Reizdarmsymptomatik fortbestehen. Die Betroffenen haben den Eindruck, das Organ Darm habe einen „Schlag" abgekriegt, von dem es sich noch nicht erholt habe.

Wirksame Gegenmaßnahmen

Nehmen Sie Ihre Mahlzeiten strikt regelmäßig ein. Vermeiden Sie konsequent als unverträglich erkannte Nahrungsmittel. Allein dies bringt schon 50 Prozent Besserung.

Bei rund einem Drittel der Reizdarmpatienten werden vor allem Milch und Weizenerzeugnisse, aber auch Pilze schlecht vertragen. 20–30 % haben Probleme mit Eiern, Schokolade und Kaffee. Zitrusfrüchte, verschiedene Teesorten, Nüsse und Hafererzeugnisse machen bei 10–20 % der Betroffenen Beschwerden. Es handelt sich also um Unverträglichkeiten sowohl auf tierische, als auch auf pflanzliche Nahrungsmittel. Testweise sollte – siehe oben – zusätzlich konsequent Fruchtzucker und Sorbit gemieden werden. Nach einer Karenz von 2–3 Wochen kann dann ein Fruchtzuckerbelastungstest durchgeführt werden, in dem man zwei Birnen mit Schale oder 14 Pflaumen hintereinander isst. Kommt es dann erneut zu einer deutlichen Reizdarmsymptomatik, ist die Fructose-Intoleranz fast schon bewiesen. Sie kann aber auch im Rahmen spezieller Stuhluntersuchungen nachgewiesen werden.

Essen Sie langsam und ohne Hektik

Sorgen Sie ferner für eine regelmäßige Nahrungsaufnahme ohne Hektik. Gutes Kauen und Einspeicheln im Sinne von Franz Xaver Mayr versteht sich in diesem Falle von selbst. Mayr empfahl, jeden Bissen vor dem Herunterschlucken 32-mal zu kauen. Dies ist in der heutigen hektischen Zeit natürlich unrealistisch. Trotzdem sollte sich jeder die Bedeutung des gründlichen Kauens vor Augen führen und bedenken: Wer gründlich kaut, verdaut nicht nur besser, er isst auch weniger!

Sowohl bei Durchfall als auch bei Verstopfungssymptomatiken bietet sich eine Steigerung der Ballaststoffzufuhr an. Ballaststoffe harmonisieren nicht nur die Muskeltätigkeit des Magen-Darm-Traktes, sondern binden gleichzeitig Giftstoffe (Toxine) und befördern diese gleichsam wie ein Reiserbesen mit nach draußen.

Welche Ernährung ist richtig?

Beim Streit um die „richtige" Kost bei Reizdarm gibt es mehrere Richtungen, die unbefriedigend bleiben, wenn jeweils absolut gesetzt. Erst die richtige Kombination führt zur Lösung.

„Es gibt keine Magen-Darm-Diät" ist natürlich eine unsinnige Aussage. Erstaunlicherweise wird gerade dieser Standpunkt in Medizinerkreisen immer noch vertreten, obwohl moderne Erkenntnisse dieser Auffassung widersprechen. Sicher, wenn eine Darm-Diät lediglich aus Haferschleim und Milchsüppchen bestehen soll, ist sie sicher keine Option für eine langfristige Ernährungsweise. Andererseits: wenn man schon weiß, dass die Mehrzahl heutiger Erkrankungsbilder in Wechselwirkungen zu Ernährungsgewohnheiten steht, warum soll dies ausgerechnet für das Organsystem, das mit Verdauung und Nahrungsverarbeitung unmittelbar zu tun hat, nicht gelten?

Die vorliegende Auflistung gibt natürlich keinen vollständigen Ernährungsplan wieder. Sie soll im Sinne einer Schwarz/Weiß-Gegenüberstellung aber gravierende Fehler andeuten und im Regelfall verträgliche Alternativen vorschlagen. Sie sehen daran, dass es mit der allgemeinen Empfehlung, auf eine vollwertige naturbelassene Ernährung umzustellen, noch nicht getan ist. Auch Vollwertkost und Rohkost können, wenn zu grob und zu viel durcheinander, schlecht bekömmlich sein.

Typische Ernährungsfehler

- „Sie können alles essen"
- Zu viel Süßigkeiten
- Zu viel Milchprodukte
- Zu viel grobkörniges Getreide
- Zu viel Rohkost
- Zu viel Durcheinander

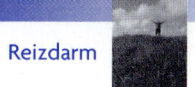

Ziel ist eine Kost, die Wertigkeit der Nahrungsmittel und individuelle Bekömmlichkeit miteinander verbindet.

Eine Kostform, die sowohl die Kriterien der Vollwertigkeit, als auch der Bekömmlichkeit miteinander vereint, bezeichne ich als „Vollwertige Schonkost".

Ernährung bei Magen-Darm-Erkrankungen

Hauptprinzip: vollwertige Schonkost

Falsch	Richtig
Schweinefleisch, Räucherwaren	Lamm, Geflügel
Zucker	Agavensirup
Kaffee, Schwarztee, „roter" Tee	„gelber", „grüner Tee"
frittierte Fette, Tierfett, Butter	Pflanzenfett (unerhitzt),
Äpfel, Pflaumen	Melone, Mango
grobkörniges (glutenhaltiges) Getreide	feinkrumiges (glutenfreies) Getreide
Müsli, Frischkornbrei	Dinkelschleim, Hirsebrei
Essig	Öl/Zitrone
rohes Gemüse (Paprika, Lauch, Zwiebeln)	gedünstetes Gemüse
Pommes frites, Chips	Pellkartoffeln, Kartoffelbrei
scharfe Gewürze	Kräuter
Milch, Schmelzkäse	Frischkäse

> **WICHTIG**
>
> *Nicht braten, frittieren, grillen, sondern dünsten, dämpfen und kochen!*

Zudem gelten im Sinne von F. X. Mayr und Karl Pirlet folgende Empfehlungen für den belasteten Verdauungstrakt:
- Nur leicht verdauliche Nahrungsmittel
- Küchentechnisch optimierte Zubereitung
- Gesamtnahrungsmenge knapp halten
- Häufigere kleinere Einzelmahlzeiten (Zwischenmahlzeiten)
- Jeden Bissen ausreichend kauen
- Nahrungsaufnahme in aller Ruhe

Naturheilkundliche Begleitbehandlungen – welche Pflanzen helfen

Bei Blähungen und Verkrampfungen bieten sich **Kümmel**, **Fenchel** und **Anis** an. In dieser Reihenfolge der Aufzählung gestaltet sich auch Ihre Wirkstärke. Ein bewährtes Präparat heißt Carminativum® Hetterich.

Kamille wirkt entzündungswidrig, entkrampfend und schleimhautberuhigend. Sie kann in Form eines Kamillentees oder aus einer Kamillenessenz (Kamillosan®, Eukamillat®) zubereitet werden.

Melisse (Zitronenmelisse) wirkt entkrampfend und vegetativ beruhigend. Sie eignet sich zu gleichen Teilen in Kombination mit Kamille, beispielsweise in Form eines Tees. Besonders bei Patienten, die nervöse Begleiterscheinungen aufweisen – wie bei Reizdarmsyndromen so oft – kann diese Teemischung vorteilhaft zum Einsatz kommen. Man trinkt morgens vor dem Frühstück ein bis zwei Tassen, evtl. auch noch einmal am Nachmittag und Abend.

Blutwurz heißt die Pflanze mit dem höchsten Gerbsäuregehalt. Der Hauptwirkstoff sitzt im Wurzelstock. Es handelt sich dabei um eine Substanz, die von ihrer chemischen Struktur den Anilinfarben ähnelt – tormentillrot. Die Behandlung mit Blutwurz bietet sich vor allem dort an, wo eine Durchfallsymptomatik im Vordergrund steht. Man verordnet Tormentille Rhizana.
   Alternativ bietet sich die **Uzarawurzel** an (Uzara®). Sie hat ähnliche Gerbsäureeigenschaften und wird aus einer tropischen Pflanze gewonnen.

Myrrhe in Form von Myrrhinil intest® (enthält zusätzlich Kamille und Aktivkohle) wirkt schleimhautberuhigend und verdrängt auch unerwünschte Erreger, zum Beispiel Hefepilze. Es kann bei Reizdarmzuständen und echten entzündlichen Darmerkrankungen eingesetzt werden. Die Normdosis liegt bei 3 x 4 Tabletten täglich über mehrere Wochen hinweg.

Als homöopathische Komplexmittel haben sich verschiedene Mischungen unterschiedlicher Hersteller bewährt: Zur oralen Einnahme sind Phoenix plumbum® und Nux vomica® Homaccord empfehlenswert.

Für die Injektion, besonders bei Krampfneigung, bewähren sich die Präparate Spasmo Bomaleb® Hevert und Kolicoject®.

Feuchtwarmer Wickel entspannt am besten

Zu diesem Zweck wird ein feuchtwarmer Waschlappen auf den Oberbauch gelegt, darauf eine Wärmflasche und darüber ein Frotteehandtuch. Nach etwa 15–20 Minuten wird diese Auflage abgenommen. Es empfiehlt sich die abendliche Durchführung deshalb, weil durch den beschleunigten Leberstoffwechsel oft große Müdigkeit eintritt. Diese ist sicherlich abends günstiger als im Verlauf des Tages. Generell empfiehlt sich eine kurmäßige Anwendung für 10–14 Tage jeden Abend.

Selbstverständlich ist eine Milieuoptimierung des Darm-pH-Wertes sinnvoll und empfehlenswert (siehe oben). Mikrobiologisch kann je nach Ergebnis einer eventuellen Stuhltestung verfahren werden. Bei Vorhandensein von Hefen bietet sich eine Verdrängung mit gesunden Hefen in Form von Saccharomyces boulardii an. Dieser Stoff ist unter dem Namen Santax® S, Perocur® forte und Perenterol® forte im Handel. Stören Sie sich nicht am Beipackzettel, in dem vorzugsweise auf Reisedurchfall als Hauptindikation verwiesen wird. Das Mittel entfaltet nachgewiesenermaßen darüber hinausgehende milieustabilisierende Wirkungen.

Zur Stimulation der Darmflora selbst kann wiederum mit abgeschwächten Kolipräparaten (Rephalysin® C, ProSymbioflor®) behandelt werden. Zur Stimulation der Bifidoflora bieten sich Eugalan® Töpfer forte, für die Milchsäureflora beispielsweise Paidoflor® an. Kombinationspräparate, die beide Keimarten beinhalten, heißen Biocult® compositum, Omniflora® und Probiotik® pur.

Gegebenenfalls kann in einer fortgeschrittenen Stufe Mutaflor® und Symbioflor II® eingesetzt werden. Nach unseren Erfahrungen sollten diese Präparate mit lebenden Darmbakterien allerdings nicht

WICHTIG

Diese für den Reizdarm beschriebene Strategie wirkt genauso bei Colitis ulcerosa, Morbus Crohn und Divertikulitis.

zu Behandlungsbeginn verwendet werden, da es häufig zu einer Verstärkung von Blähungen, Gluckern und Unwohlsein kommen kann.

Sie sehen: Es muss nicht für jede Diagnose eine völlig eigenständige Strategie entwickelt werden. Vielmehr stellen die genannten Diagnosen individuell unterschiedliche Ausdrucksformen eines Grundproblems dar: einer Überlastung des Magen-Darm-Traktes auf der Basis einer individuellen Veranlagung.

Postinfektiöser Reizdarm

Immer häufiger wird in den letzten Jahren eine bislang unbekannte Form der Reizdarmauslösung entdeckt: der postinfektiöse Reizdarm, oftmals nach Auslandsreisen. In diesem Rahmen können bestimmte Erreger, zum Beispiel Viren und Yersinien eine Rolle spielen. Das Heimtückische dabei: auch nach Abklingen der akuten Infektion kann eine Reizdarmsymptomatik als Ausdruck eines „angeschlagenen" Verdauungstraktes fortbestehen. In solchen Fällen helfen oft Maßnahmen im Sinne der oben beschriebenen Darmsanierung. Mitunter erweist sich auch die Verwendung so genannter Nosoden (homöopathisch aufbereitete Krankheitserreger) als sinnvolle Maßnahme.

Häufige Mittelohrentzündung bei Kindern

Wie oft erlebt man folgende Situation: Besorgte Großeltern fragen wegen des Enkelkindes an. Es habe immer wieder Mittelohrentzündungen und deshalb mehrfach in den letzten Monaten Antibiotika bekommen. Außerdem habe sich das Allgemeinbefinden zunehmend verschlechtert.

Hierzu sei zunächst angemerkt: Die Diagnose Mittelohrentzündung wird sicherlich in vielen Fällen vorschnell gestellt. Schon bei einem leicht geröteten Trommelfell diagnostizieren viele Ärzte, insbesondere im Notdienst, eine Mittelohrentzündung und verabreichen Antibiotika. Oft handelt es sich bei diesen Rötungen aber nur um einen Ohrkatarrh im Rahmen eines Virusallgemeininfektes. Die echte Mittelohrentzündung ist durch einen tief roten Erguss innerhalb der Paukenhöhle mit Vorwölbung des Trommelfells gekennzeichnet, möglicherweise sogar mit Durchbruch desselben. Insofern ist also

---

Behandlungsmethoden   Wissenswertes

In der Praxis hat sich folgende sehr einfach durchzuführende Strategie zur Behandlung der (echten) oder vermeintlichen Mittelohrentzündung immer wieder bewährt:

1. Konsequenter Verzicht auf Kuhmilcheiweiß (Butter und Sahne erlaubt). Bei Käse umsteigen auf Schafs- oder Ziegenkäse.
2. Gezielte lymphstärkende Therapie mit einem homöopathischen Komplexmittel, wie Lymphozil® K, Lymphomyosot®, Lymphophoen® (Dosierung je nach Alter des Kindes).
3. Gezielte Symbioselenkungstherapie mit Symbioflor® I 2 x 10 Tropfen schlucken, 2 x 10 Tropfen aus der hohlen Hand in die Nase hochziehen. Bei kleineren Kindern kann man dies auch mit einer Pipette einträufeln. Diese gesunden Schleimhautbakterien aktivieren die Abwehrkräfte der Schleimhäute. Nach 3–4 Wochen kann dann zusätzlich die Milchsäureflora mit Paidoflor® gestärkt werden. Dieses Präparat besteht aus Kautabletten und lässt sich somit auch von kleineren Kindern problemlos einnehmen.

die echte Mittelohrentzündung wahrscheinlich viel seltener als die Diagnose.

Auch vergrößerte Mandeln können Mittelohrentzündung verursachen

Mitunter behindern „große Mandeln" die Nasenatmung und Belüftung der Paukenhöhle. Auch dies kann eine Ursache für häufige Mittelohrentzündungen sein. Die reflexartige Empfehlung, die Mandeln herauszunehmen, sollte zunächst zu folgender Überlegung führen: Warum sind die Mandeln groß? Antwort: Weil die Lymphstrukturen im Hals überlastet sind. Würde man sie vorschnell operativ entfernen, reduziert sich das zur Verfügung stehende Lymphgewebe noch weiter.

Die Mandeln stellen eine echte Ausscheidungsdrüse dar, deren Aufgabe es ist, unerwünschte Substanzen aus dem Körper zu entfernen. Deswegen entstehen häufig weiße „Stippen" auf der Mandel, die meist als „Vereiterung" bezeichnet werden. Tatsächlich verbergen sich dahinter oft abgestorbene Zelltrümmer, der so genannte „Detritus".

Ziel sollte daher bei vergrößerten Mandeln ebenfalls die konsequente Lymphentlastung sein. Die Therapie entspricht der oben für die Mittelohrentzündung beschriebenen.

Allergien/Neurodermitis

Nach naturheilkundlicher Auffassung bedeuten Allergien stets eine **Gesamterkrankung des Organismus**. Nicht die Allergie auf bestimmte Stoffe ist die Hauptursache, sondern die allergische Reaktionsbereitschaft an sich. Anders ausgedrückt: Den naturheilkundlichen Therapeuten interessieren daher nicht primär die bei Ihnen positiv getesteten Allergene, sondern die Frage, warum treten überhaupt allergische Reaktionen auf.

Die Antwort lautet: Es bestehen (verdeckte) Überlastungen des Stoffwechsel- und Immunsystems. Diese aufzudecken und zu behandeln ist daher das primäre Ziel.

Ganz allgemein haben sich aber bei jedweder Art allergischer Erkrankungen folgende Maßnahmen als sinnvoll und hilfreich bewährt:

Ernährungsoptimierung

- Sie sollten auf **Schweinefleisch und Schweinefleischprodukte** verzichten. Schweinefleisch enthält u.a. Histamin, welches allergische Reaktionen mit auslöst bzw. verstärkt. Außerdem erfolgt über das tierische Fett eine vermehrte Arachidonsäurezufuhr. Diese kann ebenfalls Entzündungsreaktionen, vor allem auch im Hautbereich begünstigen. Arachidonsäure ist eine mehrfach ungesättigte Omega-6-Fettsäure.
- Die Ernährung sollte versuchsweise für einen Zeitraum von vier Wochen streng **kuhmilcheiweißfrei** sein. Dies bedeutet, auf Kuhmilcharten jeglicher Art einschließlich Quark, Käse und Joghurt muss konsequent verzichtet werden. Butter und Sahne werden jedoch als überwiegende Fettträger in Maßen erlaubt. Bei Käse könnte auf Schafs- oder Ziegenkäse zurückgegriffen werden.
  - Kuhmilcheiweiß gilt nach den Farbstoffen mittlerweile als das potenteste Allergen.

– Ältere Ärzte berichten vom Phänomen des „Lymphatismus", also einer generellen Lymphbelastung und Lymphvermehrung mit Stauungen im Bauchraum (vor allem bei erwachsenen Frauen) und vermehrter Infektanfälligkeit (vor allem bei Kindern).

Selbst wenn Sie persönlich nicht allergisch auf Kuhmilcheiweiß sein sollten, vermindert das Weglassen von Kuhmilch den „Allergendruck" und damit in vielen Fällen die Allergiebereitschaft im Allgemeinen.

Sollte sich durch Weglassen der Kuhmilch-(produkte) allerdings keinerlei Befindensänderung ergeben, kann mittelfristig in Maßen wieder auf vergorene Milchprodukte (wie Joghurt) zurückgegriffen werden. Vergorenes Milcheiweiß wirkt weniger stark „allergen" als nicht vergorenes.

Wissenswertes

Kalziummangel durch Verzicht auf Kuhmilchprodukte?

Die häufig bestehende Sorge, dass bei verminderter Zufuhr von Kuhmilchprodukten oder völligem Verzicht darauf ein Kalziummangel und damit Osteoporose auftritt, ist mehr als fraglich. Einige Studien zeigen nämlich, dass Osteoporose vor allem in denjenigen Ländern verbreitet ist, die einen hohen Milchkonsum aufweisen (also Nordamerika und Mitteleuropa). Asiatische Frauen leiden seltener an Osteoporose, obwohl dort der Konsum von Kuhmilchprodukten nahezu unbekannt ist und auch die Östrogenspiegel im Mittel niedriger liegen als bei europäischen oder amerikanischen Frauen.

Untersuchungen zeigen einen gegenläufigen Zusammenhang zwischen Tiereiweißzufuhr und Kalziumaufnahme: Je höher die zugeführte Tiereiweißmenge, umso schlechter die Kalziumaufnahme über den Darm. Umgekehrt konnte herausgefunden werden, dass eine vergleichsweise geringe Kalziumzufuhr dessen Resorptionsrate im Darm verbessert

Generell scheint der absolute Bedarf an Mineralstoffen und Vitaminen weniger vom Körpergewicht abzuhängen, sondern vielmehr von der Wertigkeit der Nahrung insgesamt. Menschen, die sich von

Pflanzliche Lebensmittel mit hohen Kalziumanteilen (je 100 g)

- Sesamsamen 783 mg %
- Mandeln 250 mg %
- Haselnüsse 225 mg %
- Feigen 190 mg %
- Grünkohl 110 mg %
- Sonnblumenkerne 100 mg %
- Fenchelknollen 100 mg %
- Spinat 85 mg %
- Brokkoli 65 mg %
- Sellerie 50 mg %

Zum Vergleich: Hartkäse 790–830 mg %, Kuhmilch 120 mg %, Magerquark 120 mg %, Doppelrahmfrischkäse 65 mg %, Muttermilch 35 mg %.

typischer Hausmannskost ernähren, brauchen wesentlich mehr Vitamine und Mineralstoffe, um Schadensbegrenzung zu betreiben.

Zudem ist bekannt: Nahrungsmittel mit hohem Phosphatanteil (Wurst, Schmelzkäse, Colagetränke) beschleunigen den Kalziumausbau aus dem Knochen! Bei vollwertiger, weitgehend naturbelassener Kost hingegen genügen, absolut gesehen, relativ geringe Vitamin- und Mineralmengen.

- Meiden Sie ebenfalls Phosphate und Farbstoffe in der Ernährung. Diese finden sich vor allem in Konserven und anderen Fertignahrungsmitteln, Wurstsorten aller Art, besonders auch in Colagetränken.
- Es sollte ferner Zucker in Form von üblichem Haushaltszucker (Saccharose und seinen Varianten, wie Puderzucker und Kandiszucker) eingeschränkt werden, auch Traubenzucker in Form von Glucose. Diese Zuckerarten „übersäuern" nach naturheilkundlicher Auffassung das Stoffwechselmilieu und begünstigen die Ansiedelung unerwünschter Darmbakterien.
- Besonders bei Hauterkrankungen wie der Neurodermitis sollte auch Hühnereiweiß zumindest testweise durch den Allergiker gemieden werden.

ACHTUNG

Hühnereiweiß wird auch zur Klärung von Rotwein verwendet und findet sich als Trägerstoff in Impfstoffen.

Mikrobiologische Therapie

Vor allem bei Allergien kann die Zusammensetzung der natürlichen Darmflora krankhaft verändert sein. Ursache sind Medikamente, zum Beispiel Antibiotika oder Cortison, aber auch Fehlernährung und psychische Belastungen. In nicht wenigen Fällen lassen sich Hefepilze der Gattung Candida albicans nachweisen.

Ist die Darmflora geschädigt, können vermehrt unerwünschte Stoffe, zum Beispiel auch „Allergene", die Darmwand durchdringen und damit das Auftreten einer Allergie auslösen oder zumindest begünstigen.

Mithilfe eines Stuhltestes kann orientierend festgestellt werden, ob eine Veränderung der natürlichen Darmflora besteht und/oder eine Belastung mit Candida albicans – Hefepilzen vorliegt. Sind diese Pilze vermehrt nachweisbar, kann bei entsprechendem Beschwerdebild die Therapie mit Nystatin, einem Antipilzmittel notwendig werden. Es wirkt nur lokal – tötet also Hefepilze auf den Schleimhäuten ab, geht jedoch nicht ins Blut über. Es ist von daher in der Regel gut verträglich.

In leichteren Fällen der Hefepilzbelastung genügen auch „gesunde Hefen", wie beispielsweise Saccharomyces boulardii, eine modifizierte Form der Backhefe. Sie ist erhältlich in Form der Präparate Perocur® forte oder Perenterol® forte. Diese auch als Mittel gegen Reisedurchfall bei Erwachsenen bekannten Präparate können unerwünschte Hefepilze verdrängen und gleichzeitig die gesunde Darmflora unterstützen.

Für deren Unterstützung steht zudem eine breite Palette biologischer Präparate zur Verfügung. Als Beispiele seien wiederum die Präparate der Symbioflorreihe, z. B. Pro-Symbioflor®, Symbioflor® I und Symbioflor® II genannt oder auch Rephalysin®, Biocult® comp. oder Mutaflor®.

Die mikrobiologische Therapie wirkt auch immunstärkend.

Das Lymphsystem

Auch bei Allergien empfiehlt sich die Anregung des Lymphsystems. Dieses spielt in der Stoffwechsel- und Immunfunktion des Organismus eine maßgebliche Rolle. Es arbeitet im Organismus wie eine Art Kläranlage.

Geeignet wäre eines der zahlreichen homöopathischen Komplexmittel, zum Beispiel Lymphomyosot®, Lymphdiaral®, Alymphon®.

Lebertherapie

Bei allergischen Reaktionen sollte stets die Leber mitentlastet werden. Geeignet sind pflanzliche Mariendistelpräparate, zum Beispiel Silymarin 140® Stada und Komplexmittelhomöopathika wie Phoenohepan® und Hepar comp®.

Ausleitung über das Bindegewebe

Aus naturheilkundlicher Sicht stellt auch das Bindegewebe eine wichtige Stoffwechselebene des Organismus dar, dessen Überlastung zu Krankheiten bzw. Befindlichkeitsstörungen führen kann. Neben der Ernährungsumstellung können homöopathische Arzneien unterstützend wirken, beispielsweise Toxex® oder Phoenix Antitox®.

Akupunktur

Regulatorische Behandlungen, wie die Akupunktur, haben sich auch bei allergischen Erkrankungen gut bewährt.

Homöopathisierte Eigenbluttherapie nach Imhäuser

Ein einfach durchführbares Verfahren stellt die Verabreichung von *homöopathisiertem Eigenblut* dar. Zu diesem Zweck wird in Anlehnung an eine Beschreibung der Kinderärztin Hedwig Imhäuser eine Verdünnungs- und Potenzierungsreihe gemäß der Homöopathie hergestellt.

Man benötigt 12 Fläschchen mit je 99 Tropfen eines 25–40-prozentigen Spiritus dilutus. In das erste Fläschchen wird ein Blutstropfen hineingegeben und nach Hahnemannscher Vorschrift zehnmal verschüttelt. So entsteht die homöopathische Potenz C1. Aus diesem Fläschchen wird wiederum ein Tropfen entnommen, in das nächste Fläschchen gegeben und verschüttelt. Es entsteht die Potenz C2. In dieser Weise wird fortgefahren bis zum Fläschchen C12. Diese Herstellungsprozedur kann beim Arzt ggf. auch in der Apotheke durchgeführt werden.

Wissenswertes

Einnahmeempfehlung

Hinsichtlich der Einnahmemodalitäten existieren verschiedene Richtlinien. Bei uns hat sich folgender Modus bewährt:

Vom Fläschchen C5 werden einmal täglich fünf Tropfen gleich nach dem Aufstehen oder vor dem Zubettgehen auf die Zunge gegeben. Diese Prozedur führe man exakt eine Woche durch. Dann wird (auch wenn „C5" noch nicht ganz alle ist) auf C7 gewechselt und ebenfalls einmal täglich fünf Tropfen über eine Woche hinweg eingenommen.

Es folgen die Fläschchen C9 und C11. Nun sind vier Wochen vergangen. Hat sich die Situation verbessert, kann jetzt eine ein- bis vierwöchige Pause eingelegt werden. Bei unverändertem Befund wird sofort mit den Fläschchen C6, C8, C10, C12 fortgefahren – in gleicher Dosierung wie oben.

Die Grundüberlegung, die hinter diesem Verfahren steckt, ist folgende: In dem Blutstropfen befindet sich die gesamte „Information" über das allergische Geschehen. Wird diese nun in homöopathisierter Weise zurückgeführt, kann das zugrunde liegende allergische Reaktionsmuster nach und nach „gelöscht" werden.

Für dieses Behandlungsverfahren spricht vor allem seine Einfachheit, Preiswürdigkeit und Ungefährlichkeit. Die Wirksamkeit gerade bei kindlichen Allergien (einschließlich allergischem Asthma) ist ausgezeichnet. Auch bei Erwachsenen lohnt ein Versuch, wenngleich dabei die Erfolgsquote unter 50 Prozent liegen dürfte!

Elektrosmogquellen

Dringend sollte bei allergischen Erkrankungen eine Eliminierung möglicher Elektrosmogquellen angestrebt werden. Elektrosmog wirkt als „Stressor" und kann damit das Immunsystem beeinträchtigen. Denken Sie besonders an den Radiowecker auf dem Nachttisch, der gleichsam zum Inbegriff für Elektrosmog am Schlafplatz wurde.

Elektrosmog aus der Steckdose

Wissenswertes

Jede elektrische Leitung stellt eine potenzielle Quelle für Elektrosmog dar.

Hilfreich kann deshalb der Einbau eines Netzfreischalters im Bereich der Schlafräume sein. Sprechen Sie Ihren Elektriker darauf an. Nach eigenen Erfahrungen kennen sich aber nicht alle Elektriker mit Netzfreischaltern wirklich aus. Zu bedenken ist auch, dass diese nur funktionieren, wenn eine so genannte „ohmsche Last" eingesetzt wird, zum Beispiel normale Glühlampen. Sparlampen, Radiogeräte und Staubsauger reichen nicht aus, um den Netzfreischalter zu überbrücken. Im konkreten Fall bedeutet dies unter Umständen: man muss kurz das Licht einschalten, damit der Staubsauger funktioniert. Aus diesem Grund genügt es in den meisten Fällen, die elektrische Versorgung der Schlafplätze mit Netzfreischaltern zu versehen.

Auch Schnurlostelefone vom Typ DECT senden ständig elektromagnetische Wechselfelder aus, auch dann, wenn Sie nicht telefonieren. Diese Wechselfelder sind so stark, dass sie selbst Mauerwerk durchdringen können. Sollten Sie also ein solches Schnurlostelefon im Hause haben (gemeint ist nicht ein Handy, sondern ein Schnurlostelefon im Festnetzbetrieb) sollten Sie dies unbedingt stilllegen und durch den älteren Typ CT1 plus ersetzen. Diese analoge Version „feuert" elektromagnetische Wechselfelder nur während der Benutzung.

Migräne

Die klinische Medizin sieht Störungen im Serotoninstoffwechsel als Hauptursache an und verabreicht Medikamente, die in den Serotoninstoffwechsel eingreifen. Diese Mittel heißen „Triptane". Wie alle chemischen Migränemittel machen Sie irgendwann „abhängig" und können selbst Migräneanfälle auslösen. Deswegen sollte stets das Ziel sein, derartige Mittel nur vorübergehend einzunehmen.

Aus Sicht der Naturheilkunde ist die Migräne immer Folge einer gestörten Regulation und eines gestörten Stoffwechsels.

In diesem Zusammenhang steht eine Ernährungsmodifikation an vorderster Stelle, auch wenn dies von Neurologen immer wieder in Abrede gestellt wird. Ich empfehle Ihnen folgende therapeutische Möglichkeiten, die Sie in Absprache mit Ihrem Arzt durchführen können:

Folgende Nahrungsmittel sind besonders ungünstig und sollten gemieden werden:

- Kaffee
- Rote Teesorten (Früchtetee, Hagebuttentee, etc.)
- Colagetränke
- Zuckerhaltige Nahrungsmittel
- Schweineprodukte

Diese Nahrungsmittel wirken besonders „säuernd" im Organismus. Aus erfahrungsheilkundlicher Sicht ist eine allgemeine Übersäuerung eine der Hauptursachen für Migräne. Diese führt dann dazu, dass im zentralen Nervensystem bestimmte Überträgerstoffe, insbesondere die Produktion und der Abbau des Serotonins, aus dem Gleichgewicht geraten. Die klinische Medizin versucht, durch entsprechende Medikamente den Serotoninspiegel direkt zu beeinflussen. Die Erfahrungsheilkunde versucht, den Stoffwechsel von Grund auf so zu sanieren, dass es von vornherein zu einer normalisierten Serotoninsituation kommt.

Neuerdings propagieren Migräneexperten in Ärztezeitungen, der Betroffene solle auf einen konstanten Koffeinspiegel achten. Stimmt, wenn mit dieser Konstanz „null" gemeint ist.

Günstige Nahrungsmittel wären so genannte „Basenbildner". Hierzu zählen vor allen Dingen Kartoffeln und die meisten Gemüsesorten.

Säure- und basenbildende Lebensmittel

Basenbildend:
Salate: grüner, Eisberg, Radicchio, Eichblatt, Lollo Rosso, Edivien
Gemüse: Karotten, Lauch, Blumenkohl, Rote Bete, Sellerie, Steckrübe, Kohlrabi, Topinambur, Paprika, Gurke, Zwiebel, Knoblauch, Tomate, Radieschen, Rettich
Pellkartoffeln
Keimlinge: Kresse, Alfalfa, Rettich, Sonnenblumenkerne, Mungobohnen
Rahm, Sahne
Milchsauer vergorenes Gemüse und Säfte
Milchsauer vergorenes Sauerkraut
Ausnahme: Hülsenfrüchte, Rosenkohl, Spargel = sind Säurebildner

Säurebildend:
Eiweißhaltige Lebensmittel: Fleisch, Fisch, Wurst, Käse, Quark
Alkohol, Kaffee, schwarzer Tee
Zucker, Weißmehl in jeder Form: Limonaden, Cola-Getränke, Schokolade, Pralinen, Kekse, Konditoreiwaren, Pudding- und Soßenpulver, Knödelpulver, Maisstärke, Kartoffelpuffer, Eis
Eier, Nüsse, Bohnen, Erbsen
Getreide ist schwach säurebildend

Kaltgepresste, nicht raffinierte Fette und Öle stehen im Säuren-Basen-Gleichgewicht, im Gegensatz zu den raffinierten, heißgepressten Ölen.

Basenpulver

Medikamentös bzw. als Nahrungsergänzungsmittel können unterstützend Basenpulver eingesetzt werden.

Bewährt haben sich beispielsweise Neukönigsförder® Mineraltabletten, Basosyx® oder Dr. Jacob's Basenpulver. Diese sollten Sie für einige Wochen nach Beipackdosierung einnehmen. Es bietet sich an, die abendliche Dosis mit einer halben Zitrone zu strecken und gleichzeitig Mineralwasser hinzuzugeben und auf diese Weise einen „Basentrunk" zu mixen. Zitrone ist nämlich die einzige sauer schmeckende Pflanze, die eine Art Umkehreffekt entwickelt und hilft, den Körper zu entsäuern. Zumindest wurde in der Erfahrungsheilkunde oft diese Beobachtung gemacht, wenngleich Sie wissenschaftlich bislang wohl nicht belegt ist.

Krankengymnastik

Als weitere Ursache sollten Sie an mögliche Verspannungen im Nackenbereich denken. Auch diese können eine Rolle spielen, einschließlich Wirbelblockaden. Helfen kann Krankengymnastik, zum Beispiel in Form der Chirogymnastik nach Laabs evtl. auch die Neuraltherapie nach Huneke.

Neuraltherapie nach Huneke

Bei der Neuraltherapie wird auf entsprechende Schmerzpunkte ein Lokalanästhetikum (örtlich wirkendes Betäubungsmittel) gespritzt, in der Regel Procain oder Lidocain. Der wichtigste Effekt in diesem Fall ist aber nicht die Betäubung, da diese nur etwa eine halbe Stunde anhält, sondern die durchblutungsfördernde und stoffwechselaktivierende Wirkung im Bereich der verspannten Muskelzellen.

Die Neuraltherapie wird von vielen niedergelassenen Ärzten praktiziert.

Kopf-Lymph-Drainage

Denken Sie auch an die Möglichkeit einer Kopf-Lymph-Drainage. Die Lymphe stellt ja eine Art Kläranlage des Organismus dar, dessen Aufgabe es ist, Stoffwechselgifte abzuleiten und gleichzeitig immunaktive Zellen an ihren Einsatzort zu bringen.

Bei Migräne kommt es immer wieder zu Stauungen der Lymphe im Halsbereich bzw. in der Kopfzone. Bewährt hat sich in solchen Fällen die manuelle Lymphdrainage im Kopfbereich. Diese wird von Masseuren durchgeführt, die eine spezielle Zusatzausbildung in dieser Methode haben.

In der Regel kommen zwei Behandlungen pro Woche, insgesamt zunächst zehn Behandlungen, zum Einsatz.

Homöopathische Präparate

Bei einer hormonellen Migräne – die also in zeitlichem Zusammenhang mit der Regelblutung steht – können individuell geeignete homöopathische Mittel helfen. Etliche Fertigpräparate enthalten mehrere homöopathische Substanzen. Bekannte Mittel heißen Migräne® – Hevert oder Migräsol®.

Verschiedene Migränearten

Für weitere Detailaussagen müsste man über die Lokalisation der Migräne Genaueres wissen: Äußert sie sich beispielsweise als „Druck hinter dem Auge", liegt meist eine so genannte „Gallenmigräne" vor, die auf eine funktionelle Belastung der Gallenblase hindeutet. Dann können pflanzliche Mittel, zum Beispiel Infitract-Kapseln ® (enthält javanische Gelbwurz) oder das Erdrauchpräparat Oddibil® unterstützend helfen.

Liegt die Migräne eher im Scheitelbereich oder zieht vom Nacken in die Stirnregion, spricht man in der Erfahrungsheilkunde von einer „Blasenmigräne". Hier können – ebenso wie bei der Gallenmigräne – Akupunkturmaßnahmen helfen.

Akupunktur hilft daher in vielen Fällen. Je nachdem, wie ausgeprägt die (oft verdeckten) Belastungen des Stoffwechsels sind (s.o.), reicht sie jedoch als alleinige Maßnahme oft nicht aus.

Im Mittelpunkt steht immer eine systemische Therapie in Kombination mit einer speziellen, am Orte des Schmerzes eingesetzten Behandlungsmaßnahme.

Rheumatische Erkrankungen

Statistisch können knapp 70 Prozent der rheumatoiden Gelenkbeschwerden der degenerativen Arthrose zugerechnet werden. Wenn die Arthrose massiv fortgeschritten ist, kann sie in eine (sekundär) entzündliche Arthritis übergehen. Zirka 10 Prozent der rheumatischen Gelenkerkrankungen gehen von Anfang an mit Entzündungen einher: chronische Polyarthritis (cP).

Aus der Praxis

Arthrose und Arthritis

Wolfgang K. ist 59 Jahre alt und übergewichtig. Seit mehreren Monaten spürt er nach dem morgendlichen Aufstehen „seine Gelenke". Besonders Fingergelenke und Kniegelenke schmerzen vor allem morgens, fühlen sich „wie steif" an. Nach einer halben Stunde wird alles beweglicher und die Schmerzen lassen nach.

Wolfgang K. zeigt die typischen Symptome einer Gelenkarthrose. Hierunter versteht man einen degenerativen Gelenkabbau infolge Fehlbelastung, zum Beispiel durch Übergewicht. Fehlernährung mit zu viel tierischen Lebensmitteln und zu wenig pflanzlicher Frischkost begünstigt die degenerativen Gelenkveränderungen, weil auch der Stoffwechsel des Gelenkknorpels durch eine falsche Ernährungsweise ungünstig beeinflusst wird.

Franziska J. ist 34 Jahre alt und schlank. Eines Morgens bemerkt sie stark gerötete und schmerzhaft geschwollene Gelenke im Handbereich. Kalte Umschläge bringen eine kurzzeitige Linderung, aber keine wirkliche Besserung. Im Rahmen einer Blutuntersuchung zeigen sich Hinweise auf starke Entzündungen im Blut.

Bei Franziska J. bestätigt sich eine schwere entzündliche Gelenkerkrankung, eine chronische Polyarthritis (cP). Die Ursachen der Polyarthritis sind nur teilweise bekannt. Eine genetische Veranlagung spielt eine wichtige Rolle. Ob psychische Belastungen als Auslöser beteiligt sein können, wird kontrovers diskutiert. Fest steht, dass bei der cP das körpereigene Abwehrsystem Antikörper gegen die eigene Gelenkschleimhaut (Synovia) mobilisiert. Dadurch entsteht nicht nur eine chronische Entzündung, sondern auch – wenn nicht konsequent behandelt – eine Verformung und Versteifung der betroffenen Gelenke.

Welche Therapiemaßnahmen kommen in Frage?

Im Mittelpunkt stehen vier Strategien:
- Medikamente
- Physikalische Therapie
- Operation
- Ernährungs- und Lebensstiloptimierung

Medikamente

Vor allem bei schweren entzündlichen Arthritiden kann der (zumindest vorübergehende) Einsatz von Cortison oder anderen starken Chemotherapeutika wie Metothrexat (MTX) notwendig werden. Darüber hinaus werden so genannte NSAR (= nicht steroidale Antirheumatika) eingesetzt. Dabei handelt es sich um Medikamente, die stark entzündungs- und schmerzhemmend wirken.

Sämtliche dieser Medikamente lindern zwar die Beschwerden und können vor allem bei entzündlichen Veränderungen die Gelenkzerstörung aufhalten. Eine echte Heilung ist durch diese Medikamente aber nicht möglich. Zudem können vor allem bei längerfristigem Einsatz erhebliche Nebenwirkungen auftreten, beispielsweise Hemmungen des Abwehrsystems und Magenblutungen.

MTX mindert beispielsweise den Folsäurespiegel, sodass diese Substanz bei Einnahme von MTX gesondert zugeführt werden sollte (Folsäure Stada®, Folsäure-Hevert®), worauf nach aller Erfahrung aber nicht geachtet wird.

Physikalische Therapie

Die physikalische Therapie behandelt vor allem mit Wärme- und Kälteanwendungen. Dafür gibt es eine Faustregel:
- Akute Entzündungen mit Überwärmungen der Gelenke benötigen Kaltanwendungen, zum Beispiel in Form von Eispacks, kalten Wickeln oder kühlenden Salben.

- Degenerative Arthrosen werden meist durch Wärmeanwendungen gelindert: warme Wickel, Fangopackungen, überwärmende Salben.

Operation

Bei schweren Entzündungen kann die operative Entfernung der Gelenkschleimhäute notwendig werden, um die Entzündungsaktivität zu mindern und schwere Gelenkverformungen zu vermeiden. In der Fachsprache heißt dieser Eingriff „Synoviektomie".

Auch bei einer schweren Gelenkarthrose kann der operative Ersatz eines Gelenkes notwendig werden. Besonders oft erfolgt der Einbau künstlicher Gelenke bei Arthrosen des Hüft- und Kniegelenkes.

Was können Sie selbst tun?

Beim Arthrosepatient ist eine Normalisierung des Körpergewichtes anzustreben. Eine Verminderung des Körpergewichtes entlastet die Gelenke.

Moderates Bewegungstraining, zum Beispiel Fahrrad fahren, Schwimmen oder „Nordic Walking" aktiviert den Gelenkstoffwechsel und mindert – wenn regelmäßig 20–30 Minuten täglich durchgeführt – mitunter schon nach wenigen Tagen die Beschwerden.

Von Seiten der Ernährung ist eine Reduktion tierischer Nahrungsmittel und eine Bevorzugung pflanzlicher Frischkost anzustreben. Betroffene Patienten berichten oft, dass vor allem der Verzicht auf Schweinefleisch und Schweinefleischprodukte zu einer Verbesserung der Gelenkbeschwerden führt. Nicht wenige erfuhren Linderung durch eine mehrwöchige Rohkosternährung.

Stellen Sie auf Vollwertkost um

Langfristig ist eine Ernährungsumstellung auf eine vitalstoffreiche Vollwertkost anzustreben. Bewährt hat sich auch eine Ernährungsform, wie sie in Mittelmeerländern üblich ist: viel pflanzliche Frischkost, hochwertiges pflanzliches Fett (Olivenöl!), Fisch, wenig rotes Fleisch.

Bei der chronischen Polyarthritis gestaltet sich die Situation mitunter schwieriger. Zahlreiche Betroffene sind eher untergewichtig. Zudem führt die chronische Gelenkentzündung zu einem verstärkten Eisenverbrauch und damit oft zu einer Neigung zu Blutarmut. Eine rein vegetarische Kost kann in diesem Falle wegen der weniger guten Eisenversorgung problematisch sein. Welche Strategie hilft?

Rheumakost

Wissenswertes

Je nach Konstitutionstyp muss die für den Rheumatiker angemessene Kost nicht immer radikal vegetarisch gestaltet sein. Vor allem bei asthenisch-schlanken Konstitutionen mit Neigung zum Frieren und mit empfindlichem Verdauungstrakt ist eine auf Bekömmlichkeit angelegte vollwertige Mischkost der beste Weg.

Die moderate Zufuhr etwa von Lammfleisch, Geflügel (außer bei gleichzeitiger Gichterkrankung) kann bei diesen Patienten durchaus möglich sein. Die Verträglichkeit muss im Einzelfall individuell ausprobiert werden.

Meiden Sie Arachidonsäure!

Arachidonsäure heißt die Substanz, die in den vergangenen Jahren verstärkt in den Mittelpunkt der Rheumaernährung rückte. Es handelt sich dabei um eine Fettsäure, die vor allem durch tierische Nahrungsmittel zugeführt wird. Sie aktiviert sowohl Entzündungen als auch Thrombosen (Blutgefäßverschlüsse). Der Durchschnittsbürger nimmt das vier- bis sechsfache der empfohlenen Menge auf. Ziel ist deshalb, die Zufuhr von Arachidonsäure zu reduzieren. Zusätzlich sollten verstärkt Nahrungsmittel zugeführt werden, die die Wirkung der Arachidonsäure hemmen. Dies sind in erster Linie spezielle Fettsäuren, die sich vor allem im Fischöl (Eicosapentaensäure, Docosahexaensäure) und in einigen pflanzlichen Ölen, zum Beispiel Leinöl (Alpha-Linolensäure), befinden. Diese hilfreichen Öle heißen Omega-3-Fettsäuren.

Arachidonsäuregehalt (mg/100 g)	
Gemüse, Kartoffeln, Nüsse, Obst, Sojaprodukte	0
Kuhmilch	4
Camembert	34
Ei (gesamt)	70
Schweinefleisch	120
Leberwurst	230
Schweineschmalz	1700

In der Quintessenz bedeutet dies: Auch Menschen mit entzündlichen Gelenkerkrankungen sollten zwar eine pflanzliche Kost bevorzugen, gleichzeitig aber auf einen ausreichenden Verzehr von Kaltwasserfischen (zwei- bis dreimal wöchentlich) sowie die Verwendung hochwertiger Pflanzenöle (Leinöl, Rapsöl, Olivenöl) aus kalter Pressung achten. Auch die Einnahme von Fischölkapseln kann sinnvoll sein.

Getreideprodukte

Obwohl im Rahmen einer gesunden Vollwertnahrung häufig etwas unkritisch der reichliche Verzehr von Getreideprodukten empfohlen wird, ist deren Verträglichkeit nicht immer gut. Bei Rheumapatienten konnte festgestellt werden, dass eine Verminderung oder ein Verzicht auf glutenhaltige Getreidesorten (Weizen, Roggen, Dinkel und Hafer) und stattdessen eine stärkere Verwendung glutenfreier Getreide wie Hirse, Reis, Mais, Amaranth und Quinoa vielfach günstige Effekte auf die rheumatischen Erkrankungen hat.

Gemüse und Obst

Während im Allgemeinen die meisten Gemüsesorten problemlos von Rheumatikern vertragen werden, muss vor allem bei saurem Obst Vorsicht an den Tag gelegt werden. Saures Obst kann rheumatische Beschwerden verschlimmern. Besonders bei Äpfeln ist auf eine Belastung durch Apfelsäure zu achten: In der Annahme, sich etwas besonders Gutes zu tun, essen manche in beträchtlichem Maße Äpfel und wundern sich über eine Verschlimmerung ihrer rheumatischen Beschwerden. Selbstverständlich sind die jeweiligen Reaktionen vom Reifungsgrad und der Apfelsorte abhängig. Im Allgemeinen kann

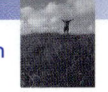

man aber dem Rheumatiker nur raten, im Umgang mit Äpfeln und anderen sauren Obstsorten (wie Beerenobst) zurückhaltend zu verfahren.

Günstiger erweist sich der Verzehr säurearmer und enzymreicher Obstsorten, wie Melone und Mango. Auch die Ananas kann wegen ihres hohen Bromelaingehaltes, der antientzündliche Effekte entfaltet, beim Rheumapatienten positiv wirken.

Kartoffeln stellen einen hervorragenden Basenlieferanten dar. Sie sind Kalium- und Vitamin C-reich und reich an hochwertigem pflanzlichem Eiweiß, ferner fördern sie die Wasserausscheidung und sind gleichzeitig kalorienarm. Diese positiven Effekte entfalten sie allerdings nur bei schonender Zubereitung als Pellkartoffel. Bei Denaturierungsprozessen, also beispielsweise bei Verarbeitung zu Pommes frites oder Chips, entfallen die Vorteile und aus der ursprünglich gesundheitsfördernden entsäuernden Wirkung entstehen krank machende Stoffwechselbelastungsfaktoren.

Getränke

Neben der Ernährung können auch Getränke das Schmerzgeschehen beeinflussen. Typische säuernde Getränke, wie Kaffee, Schwarztee, aber auch rote Teesorten (Hagebuttentee, Malventee, Früchtetee), können rheumatoide Beschwerden verschlimmern.

Günstig dagegen wirken sich aufgrund ihrer stoffwechselunterstützenden verdauungsfördernden und harntreibenden Funktion gelbe und grüne Teesorten, wie z. B. Fenchel, Melisse, Kamille, Schachtelhalm, Brennnessel und Pfefferminze. Aber auch der grüne Tee, sofern aus kontrolliertem Anbau und ohne Pestizid- und Schwermetallbelastungen, kann sich als vorteilhaft erweisen.

Das Ernährungsregime kann bei Bedarf forciert werden durch Entlastungstage, also Reis- oder Kartoffeltage, Obst- oder Gemüsetage. Diese können über ein oder mehrere Tage oder gar wenige Wochen durchgeführt werden. Auch ist das Einlegen eines Entlastungstages (siehe Anhang) pro Woche, beispielsweise als Kartoffeltag, eine sinnvolle therapeutische Dauereinrichtung.

Ernährung bei rheumatischen Erkrankungen – eine exemplarische Gegenüberstellung

Hauptprinzip: vegetarische Basenkost

Falsch	Richtig
Schweinefleisch, Räucherwaren	Lamm, Geflügel
Zucker	Agavensirup
Kaffee, Schwarztee, „roter" Tee	gelber, grüner Tee, Wasser
frittierte/erhitzte Fette	Pflanzenfett (unerhitzt)
Äpfel, Pflaumen	Melone, Ananas, Mango
glutenhaltiges Getreide	glutenfreie Getreide
Essig	Öl/Zitrone
	Gemüse (roh/gedünstet)
Pommes frites, Chips	Pellkartoffeln

Rohkost

Die Rohkosternährung bewährt sich bei athletischen oder pyknischen Patienten, die gleichzeitig über einen gut funktionierenden Verdauungstrakt verfügen. In solchen Fällen erzielt die Rohkost eine nachhaltige Stoffwechselentlastung, die im Laufe einiger Wochen dem des Heilfastens gleichkommt. Für diese Patienten kann daher auch längerfristig die Rohkost eine wichtige Säule der Ernährung sein, allerdings meist nicht als ausschließliche Ernährungsform.

Vitamine

Lange Zeit war die Wirkung von Vitaminen umstritten. Wissenschaftliche Untersuchungen belegen mittlerweile: Bei entzündlichen Gelenkerkrankungen finden sich fast immer erniedrigte Vitamin-E-Spiegel. Die Zufuhr von Vitamin E allein zeigt allerdings meist nur geringe Wirkung, da dieses Vitamin durch die Entzündungsprozesse selbst zerstört wird. Gibt man jedoch zusätzlich Vitamin C, zeigt sich ein nachweisbarer entzündungshemmender Effekt. Empfehlenswert sind 200 mg Vitamin E und 200 mg Vitamin C täglich.

Selen unterstützt die Bildung entzündungshemmender Substanzen im Körper. 200 μg täglich können die Beschwerdesymptomatik bessern.

Empfehlungen in der Zusammenfassung:

- Bevorzugen Sie pflanzliche Kost – maximal zweimal wöchentlich Fleisch (aber kein Schweinefleisch)
- Greifen Sie auf hochwertige Pflanzenöle zurück (Leinöl, Rapsöl, Olivenöl) und meiden Sie weitgehend tierischer Fette
- Essen Sie regelmäßig Seefisch, eventuell zusätzlich mit Einnahme von Fischöl
- Sorgen Sie für eine ausreichende Zufuhr geeigneter Vitamine und Mineralstoffe, insbesondere Vitamin E, Vitamin C, Selen und Zink

Kombinieren Sie die Ernährungstherapie mit einem Ausleitverfahren

In vielen Fällen bietet sich neben der Ernährungstherapie eine Kombination mit bewährten Ausleitverfahren an, zum Beispiel dem Schröpfen.

Beim Schröpfen werden durch Aufbringen von Vakuum-Glaskugeln Durchblutung, Lymphe und Stoffwechsel angeregt bzw. (beim „blutigen" Schröpfen) über die Haut ausgeleitet. Diese direkte Giftausleitung durch die Haut vermindert auch die schmerz- und entzündungsauslösenden Stoffe im Gewebe. Geschröpft wird je nach Konstitutionstyp blutig oder trocken.

Pflanzenheilkunde

Teufelskralle und Brennnesselextrakte können hilfreich sein. Bewährt haben sich alle Pflanzen, die „entgiftende" Effekte – vorzugsweise über Leber und Niere – entfalten. Hierzu zählen beispielsweise Löwenzahn, Birke und Orthosiphonkraut. Denkbare Arzneimittel, die unter anderem auf derartige Inhaltsstoffe zurückgreifen, wären beispielsweise Phytodolor N®, Rheumaselect®, bei Rückenbeschwerden besonders auch Steirocall N®.

Für die Niere eignen sich ausscheidungsfördernde Tees, z.B. Brennnesseltee oder Schachtelhalmtee. Auch der Indische Nierentee® (Fides) kann kurmäßig über mehrere Wochen eingesetzt werden, um die Entschlackung zu fördern.

INFO

Erwarten Sie vor allem bei entzündlich rheumatischen Erkrankungen von diesen pflanzlichen Präparaten nicht zu viel!

Enzymtherapie

Man kann versuchen, durch Einsatz hochdosierter Enzyme die rheumatischen Prozesse aufzuhalten. Bewährt haben sich die Präparate Regazym plus®, Mulsal®, Phlogenzym® und Bromelain-POS®.

Neuraltherapie

Sinnvoll ist ferner die Neuraltherapie nach Huneke. Dabei wird ein örtliches Betäubungsmittel in Kombination mit verschiedenen gelenkregenerierenden Stoffen gemixt und dann an die schmerzenden Stellen gespritzt. Die Behandlung ist gut verträglich.

Nach unserer Erfahrung hilft bei Gelenkarthrose die Medikamentenkombination Lidocain 1 % + Traumeel S® + Zeel comp. N®. Diese Mischspritze sollte zweimal wöchentlich injiziert werden, insgesamt 6–10 Mal. Die Injektionen werden im Bereich des Gelenkes „gequaddelt", nur in Ausnahmefällen in das Gelenk selbst injiziert.

Unterstützen Sie Ihre Darmfunktion

TIPP

Sorgen Sie für ausreichendes Schwitzen, denn auch über die Haut kann entgiftet werden. Hier bewährt sich die Sauna oder das irisch-römische Dampfbad.

Zudem empfehle ich eine Unterstützung der Darmfunktion. Falls Sie unter Störungen der Verdauung, verstärkten Blähungen und Ähnlichem leiden, bietet sich eine Darmsanierung an. In diesem Rahmen kann eine mikrobiologische Therapie zum Einsatz kommen. Dafür steht die bereits oben erwähnte breite Palette biologischer Präparate zur Verfügung. Als Beispiele seien die Präparate der Symbioflorreihe genannt, wie. Pro-Symbioflor, Symbioflor I und Symbioflor II oder auch Rephalysin®, Biocult® comp. oder Mutaflor®.

Gicht

Die Gicht in Schach halten?

Fall 1: Hannelore S. ist 64 Jahre alt. Bisher war sie nie ernstlich erkrankt. Jährliche Check-up-Untersuchungen beim Hausarzt erbrachten stets altersentsprechende Normalbefunde. Seit einiger Zeit beobachtet sie nun, dass die Endglieder der Finger zunehmend dicker werden und mitunter auch schmerzen. Sie vermutet, es handele sich um eine Gicht und sucht deshalb den Orthopäden auf.

Fall 2: Peter N. ist 34 Jahre alt und übergewichtig. Seine Ernährung ist unregelmäßig. Regelmäßig dagegen ist ein abendlicher Alkoholkonsum von 1–2 Flaschen Bier. Im Anschluss an eine Silvesterfeier stellt sich plötzlich ein heftiger Schmerz im Bereich der rechten Großzehe ein. Das Zehengrundgelenk ist deutlich geschwollen und gerötet. Peter K. nimmt sofort eine Schmerztablette. Eine wesentliche Verbesserung des Zustands ergibt sich dadurch nicht. Wegen anhaltender Schmerzen sucht er schließlich am nächsten Morgen die Krankenhausambulanz auf.

Was steckt dahinter?

Im ersten Fall handelt es sich nicht um eine „Gicht". Auch wenn der Volksmund unterschiedliche Symptome, die sich im Gelenkbereich widerspiegeln, als Gicht einordnet, liegt höchstwahrscheinlich eine Heberden-Bouchard-Arthrose vor. Diese befällt in erster Linie die Fingermittel- bzw. Endgelenke. Sie ist stark genetisch geprägt und lässt sich durch therapeutische Maßnahmen nur schwer beeinflussen.

Bei Wolfgang N. zeigen sich alle Symptome des typischen Gichtanfalls. Gicht befällt typischerweise athletische Männer. Diese sind im Verhältnis 20 : 1 häufiger als Frauen von Gicht betroffen. Die Symptomatik entsteht, wenn im Organismus zu viel Harnsäure produziert wird bzw. die vorhandene Harnsäure nicht mehr ausreichend über die Nieren ausgeschieden werden kann.

Harnsäure ist ein Stoffwechselprodukt

Vor allem Fehlernährung mit einem zu hohen Maß an harnsäurefördernden Nahrungsmitteln führt zu einer Überproduktion. In diesem Zusammenhang spricht man gern von einer purinreichen Nahrung.

Besonders purinreiche Lebensmittel (Puringehalt in mg/%):

tierische Herkunft:

Fleischextrakt	3500
Bries	1030
Ölsardinen	560
Räucherlachs	240
Huhn	170
Schweinekotelette	120

Auch einige pflanzliche Lebensmittel verfügen über einen beträchtlichen Puringehalt und sollten daher bei gefährdeten Personen ggf. reduziert werden:

Linsen	190
Erbsen	150
Bohnen (weiß)	130

zum Vergleich:

Kartoffeln	5
Öle und Fette	0

Die Auflistung zeigt, dass entgegen landläufiger Meinung pflanzliche Nahrungsmittel nur in unbedeutendem Maße für gichtische Prozesse verantwortlich sind. Entscheidend ist das zu hohe Maß tierischer Nahrungsmittel, insbesondere Innereien sowie stark verarbeitete Fleischprodukte und Wurstwaren.

Neben der Ernährung ist auf eine ausreichende Trinkmenge (2–3 l täglich) zu achten, am besten in Form salzarmer Mineralwässer oder Kräutertee.

Daneben können verschiedene Medikamente und andere, dem Organismus zugeführte Substanzen den Harnsäurespiegel beeinflussen. So führen beispielsweise zu einer Erhöhung der Harnsäureproduktion:

- Zytostatika (stark wirksame Pharmaka, die beispielsweise bei Krebserkrankungen eingesetzt werden)
- Präparate für die Bauchspeicheldrüse
- Alkohol
- Vitamin B12

Die Blutharnsäure steigt auch, wenn sich ihre Ausscheidung über die Nieren vermindert. Hierzu tragen beispielsweise bei:

- Nahezu sämtliche chemischen Entwässerungsmittel
- Tuberkulosemittel
- Abführmittel
- Einige Parkinsonmittel
- Alkohol

Typischerweise tritt die Gelenkentzündung anfallsartig auf – vor allem nach festlichen Gelagen, da der Alkohol die Harnsäurebelastung des Organismus erhöht.

Diagnostik

Mithilfe einer Blutuntersuchung kann festgestellt werden, wie hoch der Harnsäurespiegel liegt. Bei Frauen gilt eine Obergrenze von 5,7 mg/dl, bei Männern 7,0 mg/dl. Werte knapp darunter schließen allerdings Gichtanfälle nicht aus. Einige Mediziner vertreten die Ansicht, dass erst bei Werten unter 5,0 bei Männern sicher davon ausgegangen werden kann, dass es nicht mehr zu Gichtanfällen kommt.

Therapie

Bei akutem Gichtanfall muss zunächst die Schmerzsymptomatik gelindert werden. Harnsäuresenkende Medikamente reichen nicht aus, da ihr Wirkeintritt zu langsam erfolgt. Deswegen müssen akut entzündungslindernde Maßnahmen eingesetzt werden. Rasche Hilfe bieten Antirheumatika. Meist reicht es aus, wenn man sie ein bis zwei Tage einsetzt. Zusätzlich wird der Heilungsverlauf durch Kühlung des betroffenen Gelenkes, ggf. auch Bettruhe, entlastet.

Die Ernährung sollte konsequent auf purinarme Kost umgesetzt werden. Parallel dazu ist die Flüssigkeitsaufnahme zu steigern, um die Ausscheidung der Harnsäure über die Niere zu aktivieren. Besonders geeignet hierfür sind mineralarme Wässer und Kräutertees.

Für die Langfristbehandlung kann der Einsatz harnsäuresenkender Medikamente notwendig sein. Meist kommt die Substanz Allopurinol zum Einsatz. Sie ist unter zahlreichen Handelsnamen im Handel. Ihre Wirkung besteht darin, die Anflutung der Harnsäure im Blut zu reduzieren, sodass die Niere nicht plötzlich überfordert wird und es dann zu spontanen Ablagerungen der Harnsäure im Gewebe kommen kann.

Der Einsatz derartiger harnsäuresenkender Maßnahmen kann bei Patienten, die anlagebedingt zu erhöhter Harnsäure neigen oder auch wiederholt Nierensteine und Gelenkentzündungen hatten, langfristig notwendig sein. In der ganz überwiegenden Zahl der Betroffenen ist es aber möglich, bei konsequenter Ernährungsumstellung und Verzicht auf Alkohol die Symptomatik langfristig auch ohne Arzneien zu bessern oder zu heilen. Deswegen gilt auch für die Gicht:

- Sie ist eine typische Zivilisationserscheinung.
- In der Zeit des Mangels, unmittelbar nach dem Zweiten Weltkrieg, war die Gicht unbekannt.
- Übergewicht begünstigt, neben zahlreichen anderen Zivilisationserscheinungen auch die Gicht. Deswegen ist eine Gewichtsnormalisierung und die damit einhergehende Verbesserung des Stoffwechsels bereits die entscheidende Basisbehandlung.

> **Nicht vergessen**
>
> Alkohol wirkt in doppelter Weise nachteilhaft. Er steigert die Harnsäureproduktion und hemmt gleichzeitig die Harnsäureausscheidung. Deswegen ist für eine ursächliche Therapie der Gichterkrankung die konsequente Meidung von Alkohol die entscheidende Voraussetzung!

Bier ist besonders ungünstig! Neben den ungünstigen Auswirkungen des Alkohols (siehe oben) enthält es eine bestimmte Substanz, das Guanosin, welches seinerseits den Harnsäurespiegel stark erhöht. Wer also glaubt, er könnte gerade mit Bier eine effektive Nierendurchspülung betreiben, irrt. Bier erzeugt eine so genannte osmotische Diurese, entwässert den Körper insgesamt und verschlechtert die Stoffwechselbilanz nachhaltig!

Juckreiz

Die erfahrungsheilkundliche Medizin sieht im Schmerz einen Ausdruck der Überlastung mit „sauren" Stoffwechselendprodukten und einen „Schrei" nach Ausleitung. Für den Juckreiz gilt etwas Ähnliches. An dieser Stelle soll weniger vom Juckreiz im Rahmen einer bestimmten Hautkrankheit oder als Folge eines Insektenstiches die Rede sein. Vielmehr soll die Problematik eines „prurigo sine materiam" beschrieben werden, also eines Juckreizes, ohne dass man äußerlich etwas sieht oder der Hautarzt etwas Nennenswertes findet.

Die einfachste Ursache kann, vor allem bei älteren Menschen, eine zu trockene Haut sein. Diese ist zum Teil anlagebedingt, teilweise aber auch durch übermäßiges Waschen und/oder den Einsatz von auslaugenden Syndets und Seifen hervorgerufen. In diesen Fällen kann als Gegenmaßnahme schon eine sinnvolle Rückfettungstherapie erfolgreich sein. Statt teurer Salben mit womöglich allergisierenden Salbengrundlagen bietet sich als einfaches Hausmittel die Einreibung mit Olivenöl an.

Ansonsten gilt aber: Juckreiz deutet immer darauf hin, dass der Organismus Stoffwechselendprodukte loswerden möchte. Entweder, weil er überlastet ist oder weil einzelne Organe ihre Stoffwechsel- und Ausleitungsfunktion nicht mehr ausreichend ausüben können. Statt Lokalbehandlung mit Salben muss immer die Frage im Raume stehen, wie von innen eine Entlastung des Stoffwechsels herbeigeführt werden kann.

Ernährung

Von Seiten der Ernährung kann auch hier ein stufenweises Vorgehen hilfreich sein. Meiden Sie zunächst testweise einige Wochen lang Nahrungsmittel, die häufig an allergischen oder pseudoallergischen Symptomen mitbeteiligt sind.

Als Einstieg böte sich der konsequente Verzicht auf Kuhmilch- und Weizenprodukte an. Weizenmehl wird in zahlreichen alternativen

Allergietests immer wieder als kritische Substanz herausgefunden, obgleich die herkömmliche Allergologie dies nicht so sieht. Für die Behandlung ist aber unerheblich, ob es sich um eine echte oder so genannte Pseudoallergie handelt.

Sollte nach vier Wochen keine Besserung des Zustandes eintreten, kann die Diätetik verschärft werden,beispielsweise durch Entlastungs- oder Rohkosttage, notfalls auch durch Heilfasten nach Buchinger, sofern es vom Alter und der Konstitution her möglich ist. Fast immer kann dadurch eine nachhaltige Besserung des Zustandes erreicht werden.

Homöopathie

Homöopathisch eignet sich die bereits beschriebene Nebel'sche Drainage.

Rp.

Crataegus D4 zur Kreislauf- und Stoffwechselanregung
Solidago D4 zur Nierenanregung
Chelidonium D4 zur Leberanregung
Hydrastis D4 zur Darmunterstützung
$\overline{aa}$ ad 80,0
S (Dosierung): 2 x 10 bis 3 x 20 Tropfen.

Bewährt hat sich ferner die Phoenix Entgiftungskur mit den Präparaten Lymphophoen®, Phoenohepan®, Phoenix Solidago® und Phoenix Antitox®. Diese Kur wird 45 Tage lang durchgeführt. Das Präparat Lymphophoen wird kontinuierlich nach Beipackdosierung in dieser Zeit eingenommen. Die drei anderen Präparate werden jeweils drei Tage eingenommen und dann auf das nächste Mittel gewechselt. Also drei Tage Phoenohepan parallel zum Lymphophoen, dann drei Tage Solidago, dann drei Tage Antitox, dann wiederum drei Tage Phoenohepan usw. über einen Zeitraum von etwa 45 Tagen.

Leberwickel

Besonders wenn ein nächtlicher Juckreiz auftritt, muss an eine verstärkte Leberbeteiligung gedacht und entsprechende Gegenmaßnahmen eingeleitet werden. Sinnvoll ist auch hier der abendliche Leberwickel.

Verzichten Sie auf Alkohol

Sie sollten zwei bis drei Wochen konsequent auf jeglichen Alkohol verzichten, besonders abends. Bereiten Sie eine Abendmahlzeit vor, die möglichst wenig tierisches Eiweiß enthält und nehmen Sie diese rechtzeitig ein, spätestens bis 19.00 Uhr.

Pflanzenheilkunde

Pflanzenheilkundlich kann mit Mariendistelpräparaten, Artischocke oder pflanzlich homöopathischen Kombinationspräparaten wie Hepeel® eine sinnvolle Organunterstützung eingeleitet werden.

Zwischen Darm und Leber besteht eine enge Wechselwirkung. Der größere Teil des Darmblutes wird über das Pfortadersystem der Leber zugeleitet. Je mehr die Darmfunktion belastet ist, umso stärker wird auch der Leberstoffwechsel in Mitleidenschaft gezogen. Deswegen ist zur Leberentlastung eine zusätzliche Darmsanierung (siehe oben) oft sinnvoll.

Tritt der Juckreiz immer an einer bestimmten, genau beschreibbaren Stelle auf, sollten Sie versuchen, dies in Verbindung mit einer Reflexzone zu bringen. Eine Karte der Schröpfzonen kann weiterhelfen. Befindet sich beispielsweise der Juckreiz zwischen den Schulterblättern, muss an den Bereich Leber-Galle-Magen-Bauchspeicheldrüse gedacht werden, also die Oberbauchregion.

Dann hilft als Gegenmaßnahme die Unterstützung des identifizierten inneren Organs.

Husten und ständiges Räuspern

Einige Menschen bringt es fast zur Weißglut: Es ist nicht lebensbedrohlich und objektiv auch nicht dramatisch. Trotzdem kann das Gefühl eines ständigen Kratzens im Halse oder ein chronischer Reizhusten für die Betroffenen zunehmend belästigend sein, vor allem in dem Maße, in dem die Symptomatik immer mehr ins Bewusstsein gelangt.

Gehen wir einmal von folgendem typischen Fall aus: Die Patienten sind lungenfachärztlich und Hals-Nasen-Ohren-ärztlich eingehend untersucht worden. Es findet sich keine Begründung für die Symptomatik im Hals, sodass eine „psychogene" Ursache unterstellt wird. Mit dieser Begründung geben sich die Betroffenen verständlicherweise in der Regel nicht zufrieden. „Es muss doch eine Ursache geben", sagen sie zu Recht.

Viele Ursachen sind möglich

Hier kann Detektivarbeit erforderlich sein. Beispielsweise ist an die Möglichkeit einer atypischen Allergie (Pseudoallergie) zu denken. Testweise kann daher das Weglassen bestimmter Nahrungsmittel unter Umständen Linderung verschaffen. Wiederum denken wir zuerst an typische Allergene wie Kuhmilch, Eiweiß und Weizenmehl.

Auch Fasten- oder Entlastungstage können sinnvoll sein. Dadurch kann rasch festgestellt werden, ob auf die Stoffwechselentlastung eine Verbesserung der Symptomatik eintritt. Nach eigenen Erfahrungen führt diese in mindestens einem Drittel der Fälle zu einer deutlichen Linderung bis zur Beseitigung des Beschwerdebildes.

In einem weiteren Drittel hilft ganz einfach folgende Überlegung: Das chronische Hüsteln bzw. Kratzen im Hals ist ein Zeichen einer lokalen Stoffwechsel- und Toxinüberlastung. Um diese zu aktivieren, können lymphfördernde und durchblutungsfördernde Maßnahmen sinnvoll sein. Die Lymphunterstützung kann im Halsbereich mit homöopathischen Komplexmitteln, wie Alymphon® oder Lymphaden-Hevert erfolgen. Diese sind über mindestens 4–8 Wochen einzunehmen.

> ### Regen Sie Ihre Durchblutung an!
>
> Zur zusätzlichen Durchblutungsanregung eignen sich Prießnitzwickel im Bereich des Rumpfes oder Halses, evtl. auch die Rotlichtbestrahlung oder feuchtwarme Wickel im oberen Brustkorbbereich.

Wissenswertes

In den letzten Jahren findet sich eine immer häufigere andere Ursache: Reizhusten und Kratzen als Folge einer Arzneimittelnebenwirkung. Besonders häufig tritt diese Nebenwirkung bei Einnahme von ACE-Hemmern und so genannten Sartanen auf. Diese beiden Substanzgruppen kommen bei der Behandlung der Herzschwäche bzw. des Bluthochdrucks zum Einsatz. Deswegen gilt: Sollten Sie diese Medikamente einnehmen und an der entsprechenden Symptomatik leiden, sprechen Sie Ihren Arzt darauf an und fragen Sie nach möglichen Alternativen!

Das Ohrensausen – Tinnitus

Als Arzt macht man mitunter eigenartige Erfahrungen. Die Auftretenshäufigkeit einer Erkrankung korreliert ganz offensichtlich mit der Zahl der Medienberichte über die jeweilige Erkrankung. Vor allem Mitte und Ende der 90er-Jahre, als Tinnitus in sämtlichen Medien Thema war, breitete sich das Symptom seuchenhaft aus. Kaum ein Tag, an dem nicht irgendein besorgter Patient anrief und von einem kürzlich erlittenen Hörsturz berichtete, in dessen Folge es zu einem Tinnitus gekommen sei. Tinnituskliniken sprossen aus dem Boden und konnten sich vor Patienten kaum retten. Zahlreiche Kliniken richteten zudem spezielle Druckkammern für die hyperbare Sauerstofftherapie ein. Dieses Verfahren war von Anfang an in seiner Wirksamkeit fraglich, wurde aber über Jahre hinweg großzügig von gesetzlichen und privaten Krankenkassen bezahlt – man darf vermuten, weil die diesbezügliche Lobby groß genug war.

Erst die Ursachenerforschung, dann die Therapie

Trotzdem ist natürlich für einige Patienten nach wie vor der Tinnitus eine bedrückende Symptomatik und die Therapieerfolge immer noch nicht wirklich überzeugend. Dies hängt mit den Ursachen zusammen: Die Vorstellung, es handele sich um eine bloße Durchblutungsstörung, kann man in den meisten Fällen getrost ad acta legen. Wäre es so, müssten durchblutungsanregende Maßnahmen überzeugend helfen – das tun sie aber im Regelfalle gerade nicht. Durchblutungsverbessernde Faktoren sind nur dann sinnvoll, wenn der Patient an Bluthochdruck oder eingedicktem Blut mit erhöhtem Hämatokritwert leidet. Dann kommt es zu einer gestörten Endstreckendurchblutung. Führt man einen Aderlass durch oder Maßnahmen zur Blutdrucksenkung, bessert sich die Symptomatik schlagartig.

Oft kann aber schon aus der Anamnese vermutet werden, ob eine solche Situation vorliegt: Vor allem wenn das Ohrensausen wechsel-

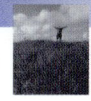

weise auftritt, manchmal stärker, dann wieder völlig verschwunden ist oder gar mit Höhe des Blutdrucks zunimmt, ist eine durchblutungsbedingte Ursache wahrscheinlich.

Ein wirksames Mittel: Entspannungstherapie

Nur eine Minderzahl der betroffenen Tinnitus-Patienten weist jedoch diese Symptomatik auf. Bei der überwiegenden Mehrzahl hat sich das Ohrensausen allmählich und langsam entwickelt, zunächst auf einem Ohr, dann auf dem anderen. Grundsätzlich gilt: Ein Tinnitus, der seit vielen Jahren besteht, hat auch eine entsprechend schlechte Prognose. Trotzdem ist nun nicht alles hoffnungslos. Es gibt Erfahrungswerte und Ansätze, die zumindest eine Linderung in vielen Fällen ermöglichen. Am wichtigsten dabei: die konsequente Entspannungstherapie.

Eine Umfrage der Zeitschrift der Deutschen Tinnitusliga bestätigt ganz deutlich: Nicht durchblutungsfördernde Maßnahmen, sondern Entspannungsverfahren helfen am ehesten, die Bewusstwerdung des Ohrensausens abzumildern. Im Klartext: Meiden Sie negativen Stress, führen Sie wenigstens einmal täglich, am besten vor dem Schlafengehen, Entspannungsübungen durch, wie Tai Chi oder autogenes Training. Fragen Sie deshalb bei Volkshochschulen wegen eines entsprechenden Kursangebotes nach. Erlernen Sie diejenige Entspannungsmethode, die sie rein intuitiv für sich am besten geeignet halten.

TIPP

Wer ständig mit dem Kopf arbeitet, sollte eher an Übungsverfahren denken, die auch Atmungs- und Bewegungselemente enthalten (zum Beispiel Tai Chi).

Auch Schröpfen kann helfen

Oft lässt sich auch folgender Zusammenhang feststellen: Negativer Stress führt zu Verspannungen im Nacken. Durch den Muskelhartspann kommt es mitunter zu Fixierungen im Bereich der Halswirbelsäule, die ebenfalls verstärkend auf die Tinnitussymptomatik einwirken können. Hier kann Schröpfen, meist in Form des blutigen Schröpfens helfen, eine wirksame Entlastung zu erzielen.

Denken Sie auch an energetische Belastungen

Ohrensausen kann in einzelnen Fällen Ausdruck einer Störfeldsymptomatik sein. Neben unerkannten Entzündungsherden, beispielsweise im Zahnbereich, können Narben eine Rolle spielen. Besonders zu beachten sind Narben, die auf Akupunkturmeridianen liegen, die mit dem Ohr in Verbindung stehen. Achten Sie auch auf Pockenimpfnarben, die in ihrer Position mitunter auf dem Dickdarmmeridian oder Dreifacherwärmermeridian platziert sein können.

(Chronische) Nasennebenhöhlenentzündung – als Ursache oft verkannt

Immer wieder berichten betroffene Patienten, die Tinnitussymptomatik verstärke sich, wenn eine Erkältung eintrete, insbesondere bei Nasennebenhöhlenbeteiligung. Merkwürdigerweise wird diese immer wieder berichtete Erkenntnis von einigen HNO-Ärzten in Abrede gestellt, obwohl sie logisch und absolut plausibel erscheint: Im Rahmen einer Erkältung kann es zu Schwellungen im Nasenrückraum mit Beteiligung der eustachischen Röhre kommen. Dadurch entsteht in der Paukenhöhle eine Art Resonanzboden, wodurch die akustische Empfindung des Tinnitus erheblich verstärkt werden kann. Maßnahmen, die die Nase und damit den Mittelohrbereich wieder frei machen, führen zu deutlichen Entlastungen. Dies können im einfachen Fall „Nasentropfen" sein, bei chronischer Entzündung auch eine breitspurig ansetzende Therapie für die Nasennebenhöhlen.

Der Meridianverlauf

durch den menschlichen Körper

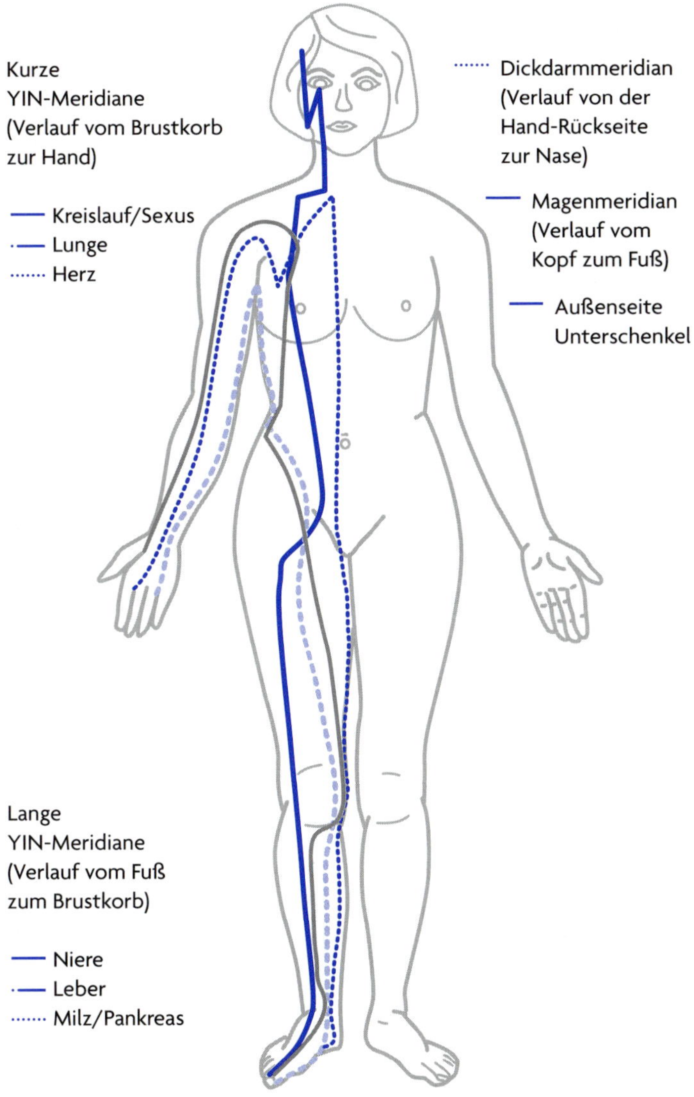

Kurze
YIN-Meridiane
(Verlauf vom Brustkorb
zur Hand)

—— Kreislauf/Sexus
·—· Lunge
······ Herz

······ Dickdarmmeridian
(Verlauf von der
Hand-Rückseite
zur Nase)

—— Magenmeridian
(Verlauf vom
Kopf zum Fuß)

—— Außenseite
Unterschenkel

Lange
YIN-Meridiane
(Verlauf vom Fuß
zum Brustkorb)

—— Niere
·—· Leber
······ Milz/Pankreas

Meridiane der Körpervorderseite
(alle Meridiane sind beidseitig angelegt)

Herr Doktor, ich bin so schlapp

Keine Frage: Erschöpfungs- und Abgeschlagenheitszustände nehmen immer mehr zu. In aller Regel stecken keine gravierenden Erkrankungen dahinter. Trotzdem sollte man internistische Erkrankungen zumindest in Erwägung ziehen und sie auch diagnostisch ausschließen. Zu denken ist in erster Linie an:

- Chronische Entzündung, z. B. Hepatitis
- Depression
- Innere Erkrankungen
- Schilddrüsenfunktionsstörungen

Je nach Einzelfall wird eine gezielte Diagnostik mit dem Ziel, schwerwiegende Erkrankungen auszuschließen, bedeutsam sein. Hilfreich sind Blutuntersuchungen, beispielsweise um Entzündungen, eine Blutarmut oder Leber- und Nierenerkrankungen oder eine Schilddrüsenstörung zu erkennen.

Mitunter kann eine orientierende Ultraschalluntersuchung des Bauchraumes, auch weitergehende gastroenterologische Diagnostik bei Verdacht auf krankhafte Prozesse im Magen-Darm-Trakt sinnvoll sein. Auch an endokrinologische Erkrankungen, insbesondere Fehlfunktionen der Schilddrüse sollte gedacht werden.

Nicht in jedem Fall muss die gesamte Palette moderner Diagnosemöglichkeiten ausgereizt werden. Die gezielte Anamnese kann bereits den entscheidenden Wegweiser darstellen und mögliche Ursachen entsprechend eingrenzen.

Entwickelt sich das Beschwerdebild allmählich über Monate oder Jahre, liegt häufig eine Art Summationseffekt vor, der zu einer Überlastung des (Zwischen)-Stoffwechsels mit typischer funktioneller Beschwerdesymptomatik geführt hat.

Glücklicherweise wird sich in der ganz überwiegenden Zahl der Krankheitsfälle kein schwerwiegendes Krankheitsbild eruieren lassen. Vielfach wird dem Patienten dann mitgeteilt, er sei im Grunde „kerngesund" und „er müsse damit leben" oder die Krankheit sei

WICHTIG

Tritt die Symptomatik akut auf, zum Beispiel nach einer Auslandsreise oder einem Infekt, kann eine akute Störung des gastrointestinalen Milieus, zum Beispiel durch ein Virus, verantwortlich sein.

„psychosomatisch". Genau aus diesem Grund verlassen viele Patienten aus Enttäuschung das etablierte Gesundheitswesen und wenden sich der Komplementärmedizin zu, sei es dem für Naturheilverfahren weitergebildeten Arzt oder einem Heilpraktiker.

Das „Chronique fatigue Syndrom" (CFS)

Sie sollten unbedingt vermeiden, sich von der Diagnose „Chronique fatigue Syndrom" (CFS) lähmen zu lassen. Seit einigen Jahren werden chronische Müdigkeitsstörungen, die man internistisch nicht erklären kann, so bezeichnet. Angeblich gäbe es hierfür keine Ursache.

Auf der Suche nach Ursachen eines chronischen Müdigkeitssyndroms wird in den letzten Jahren von einigen Therapeuten eine verstecke Virusinfektion vermutet. Tatsächlich finden sich mitunter positive Antikörper vom Typ IgG auf Epstein-Barr-Virus. Einige Therapeuten machen diesen Befund für ein Müdigkeitssyndrom verantwortlich. Ob dies zutrifft, darf jedoch sehr bezweifelt werden. Rund 90 % aller Menschen, also auch nicht unter Müdigkeitssyndromen leidende Menschen, weisen diese Antikörper auf. Der IgG-Antikörper besagt lediglich, dass der Organismus irgendwann einmal Kontakt mit dem entsprechenden Virus hatte. Er bleibt danach in der Regel lebenslang nachweisbar.

Dies zeigt, die bloße Fixierung auf eine einzige Ursache führt auch hier in die Sackgasse. Besser ist es, von vornherein im Sinne des Fassmodells (siehe oben) ein Ursachengeflecht ins Kalkül zu ziehen.

Lassen Sie sich nicht ins Bockshorn jagen

Immer wieder trifft man nun Patienten, die diese Diagnose wie eine Etikettierung empfinden und fortan mit CFS hausieren: „Ich leide an einer Erkrankung, deren Ursache man nicht kennt und für die es auch keine Therapie gibt. Dann sind alle Empfehlungen, etwa zur Lebensumstellung, sinnlos, weil niemand weiß, woher die Krankheit eigentlich kommt."

Vor einer solchen Einstellung kann ich nur warnen. Sie ist eine Schutzbehauptung. Die klinische Medizin mag keine Ursache kennen, weil die Erkrankung in vielen Fällen weder laborchemisch, noch durch bildgebende Verfahren festzustellen ist. Aus Sicht der Erfahrungsheilkunde gibt es aber sehr wohl Begründungen: Wenn der Stoffwechsel überlastet, das Immunsystem belastet und die Regulation gestört ist, kann ein entsprechendes Beschwerdebild auftreten. Typisch für einen nicht organischen Befund ist vor allem, dass die Symptomatik schon mehrere Jahre besteht und allmählich gekommen ist.

Welche Gegenmaßnahmen helfen?

Die Konstitution spielt die maßgebliche Rolle!

Bei pyknisch-athletischen Menschen mit ihrer Fülle und Hitzeüberschüssigkeit werden wir vor allem zu stoffwechselentlastenden, entgiftenden und ausleitenden Verfahren neigen. Neben Rohkosttagen bzw. Wochen, oder auch Fastenkuren mit Gewichtsnormalisierung, bietet sich immer bei Müdigkeitszuständen eine Stärkung der Leber an. Dies kann wiederum in der beschriebenen Art und Weise mit Mariendistelpräparaten, feuchtwarmen Leberwickeln oder Rotlichtbestrahlungen geschehen. Ferner sollte Alkohol gemieden werden ...

Zu bedenken ist auch: Negativer Stress belastet die Leber emotional. Dies ist eine alte Erfahrung aus der traditionellen chinesischen Medizin. Deswegen gilt positives Denken und gegebenenfalls Entspannungsübungen als wichtige Voraussetzung.

Hippokrates kann helfen

Die Erfahrungsheilkunde kennt im Sinne der hippokratischen Medizin durchaus Erklärungsmodelle für funktionelle Störungen.

Man denke wieder an das bereits geschilderte überlaufende Fass: Das Überlaufen des Fasses kann sich auch durch allgemeine Müdigkeit und Mattigkeit äußern.

Aufgabe des erfahrungsheilkundlichen Therapeuten ist es weniger, einen isolierten Stoff als Beschwerdeursache herauszufinden, sondern vor allem das zugrunde liegende Ursachengeflecht zu erken-

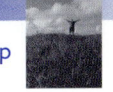

nen. Wie bei vielen anderen Beschwerdebildern, wirken auch beim Erschöpfungssyndrom oft zahlreiche Faktoren zusammen.

Entgiften durch Diätetik

Nachfolgende Therapievorschläge entspringen empirisch-praktischen Erfahrungen. Je nach Schwere des Erkrankungsbildes können sie einzeln oder in Kombination eingesetzt werden.

Vor allem bei athletisch-pyknischer Konstitution eignet sich in nachhaltiger Weise das **Heilfasten nach Buchinger**, ggf. auch die F. X. Mayr- Kur.

Beim Fasten wird der Stoffwechsel vom ständigen Aufnehmen- und Verarbeiten-müssen sozusagen „umgedreht": Der Organismus wird veranlasst, für einige Zeit aus seinen eigenen Reserven und Ablagerungen zu leben, diese abzubauen bzw. auszuscheiden. Dadurch wird er gleichsam wie ein verrußter Ofen gereinigt, und die Lebensflamme kann wieder besser brennen. Dies führt zu deutlich besserer Leistungsfähigkeit.

Die beim Fasten üblichen begleitenden Verfahren, wie hydrotherapeutische Verfahren, Bewegungstherapie und physiotherapeutische Verfahren (Reflexzonenmassage, Lymphdrainage, Akupunktmassage) unterstützen ihrerseits die Ausscheidungsvorgänge.

Zweifellos stellt das Heilfasten nach Buchinger die durchschlagsstärkste und nachhaltigste aller diesbezüglichen Therapieformen dar, die obendrein ganz automatisch auch den psychischen Bereich tangiert und regeneriert.

Alternativ zum Fasten bieten sich ernährungstherapeutisch bei Müdigkeitssyndromen das **Tiereiweißfasten nach Wendt** (vegane Kost), phasenweise auch **Rohkost** oder **Entlastungstage** (Kartoffeltage, Reistage) an. Vorteil dieser Ernährungsmodifikationen: Sie lassen sich leichter „zwischendurch" in den Alltag des Patienten integrieren und erfordern nicht zwingend Begleitbehandlungen oder ärztliche Betreuung.

Liegt eine mehr asthenische Konstitution vor, bei der Müdigkeit, Schwäche und – wie die chinesische Medizin es nennt – „Leeresymptome" im Vordergrund stehen, sind tendenziell „ausleitende" Ernährungsverfahren wie die oben genannten höchstens kurzzeitig für einige Tage geeignet.

123

Bei solchen Patienten bieten sich verstärkt „energiezuleitende" Verfahren an: Neben der gezielten Substitution einzelner Vitalstoffe, beispielsweise **„Aufbauspritzen"** mit Vitaminen und Mineralstoffen, bewähren sich hydrotherapeutisch **warme Bäder**, **Fußreflexzonenmassagen**, **Trockenschröpfen** und in der Ernährung die **tonisierende Kost nach Aschner.** Diese sollte ausreichend Bitterstoffe, warme und gut gewürzte Speisen, fernerhin hochwertige Fette (vor allem unerhitztes Olivenöl) und in moderater Form auch Tierprodukte enthalten.

Entgiften durch Leberstärkung

Im Sinne der traditionellen chinesischen Medizin gelten Müdigkeit, Erschöpfungssyndrome und Depressionen auch als möglicher Ausdruck einer Leberbelastung. Auch aus unserer deutschen Naturheilkunde können wir diese Konstellation begründen: Ein überlasteter Allgemeinstoffwechsel führt zu einer Überlastung des wichtigsten Labors im Körper, der Leber. Sie bedarf einer gezielten Unterstützung. Neben der Ernährungsmodifikation im obigen Sinne kann die Leber zusätzlich durch eine Reihe einfacher Verfahren aktiviert werden, wenngleich in der klinischen Medizin über Jahrzehnte hinweg und bis zum heutigen Tage ein weitgehender therapeutischer Nihilismus gegenüber der Leber an den Tag gelegt wurde.

Pflanzenheilkundliche Entgiftung

Bewährt hat sich die Mariendistel mit ihren Hauptwirkstoffen Silymarin und Silybinin. Diese Wirkstoffe können in einer ausreichend hohen Dosierung (in der Regel werden 280–300 mg eines standardisierten Silymarinextraktes verabreicht (Silymarin 140 Stada®, Silibene® 140, Legalon® 140) leberzellschützend und leberzellsyntheseanregend wirken (siehe oben). Vereinfacht ausgedrückt: Die Entgiftungskapazität der Leber kann hierdurch gesteigert werden. Der subjektive Wirkungseintritt ist allerdings erst nach einer Therapie von mindestens 3–4 Wochen Dauer zu erwarten.

Antihomotoxisch bewährt sich der Einsatz von **Hepar compositum®** . Dieses Präparat kann in die Haut in die Leberreflexzone (rechter Oberbauch) gequaddelt werden, beispielsweise 3 x wöchentlich, insgesamt 10-mal, eventuell auch öfter.

Physikalisch stellt der feuchtwarme Leberwickel eine ebenso einfache wie effiziente Hilfsmaßnahme dar. Während der Fastenkur Standard zur Mittagszeit, bietet sich ansonsten der abendliche Leberwickel besonders an, weil er obendrein eine ausgezeichnete Einschlafhilfe darstellt. Er wird ganz ähnlich wie der Oberbauchwickel durchgeführt mit dem einzigen Unterschied, dass die feuchtheiße Kompresse auf den rechten Oberbauch/Rippenbogenrand platziert wird. Darauf wird eine Wärmflasche gelegt, darüber dann ein Frotteehandtuch oder eine Wolldecke. Diese Packung wird 10–20 Minuten, je nach subjektivem Wärmegefühl des Patienten, belassen, dann entfernt. In der Regel bietet sich eine kurmäßige Anwendung über 10–14 Tage an.

Geeignet wären auch Rotlichtbestrahlungen im Bereich der Leberzone oder die Verwendung so genannter Zi-Zhu-Strahler, eines speziellen chinesischen Wärmestrahlers.

Entgiften durch Darmsanierung

In der Erfahrungsheilkunde wird seit über 2000 Jahren das Phänomen der so genannten „Rückvergiftung" aus dem Verdauungstrakt als Ursache zahlreicher Befindlichkeitsstörungen und Erkrankungen beschrieben. Auch Müdigkeit und Erschöpfung können ihre Ursache hierin haben. Obwohl von der etablierten klinischen Medizin durchwegs belächelt, zeigen Untersuchungen zum Beispiel von Prof. Dr. Karl Pirlet, langjähriger Professor an der Universität Frankfurt, dass Fehlernährung und/oder Störungen der Darmflora in erheblichem Maße Gärungsprodukte in Form von Fuselalkoholen bzw. Fäulnisprodukte in Form biogener Amine entstehen lassen. Diese können über Lymph- und Pfortadersystem resorbiert und vor allem der Leber zugeleitet werden.

Um nachhaltig Abhilfe zu schaffen, bietet sich eine Reorganisation natürlicher Darmverhältnisse an. Im Mittelpunkt steht dabei:

- Darmreinigung
- Ernährungsoptimierung
- Mikrobiologische Therapie.

Zur Darmreinigung können im einfacheren Fall salinische Abführmittel (Bittersalz, Glaubersalz, F. X. Passage®) eingesetzt werden. Forciert werden kann die Therapie durch die Verwendung der Kolon-Hydro-Therapie.

Mithilfe der Kolon-Hydro-Therapie (CHT) (siehe Seite 63) können Wirkeffekte erzielt werden, die über die eines reinen Einlaufs weit hinausgehen.

Um den Wirkeffekt der CHT zu optimieren, sollte während der Behandlung eine begleitende Ernährungsumstellung erfolgen, die den stoffwechselentlastenden Effekt unterstützt. Geeignet sind auch hier Entlastungstage (Kartoffel-, Gemüsetage) oder tiereiweißfreie Kost.

Eine Stimulation der Darmflora durch eine mikrobiologische Therapie ist bei rein vorbeugender Durchführung der CHT nicht zwingend, bei allen übrigen Indikationen jedoch angezeigt. Bewährt haben sich verschiedene Stufenschemata, zum Beispiel Rephalysin® für 4 Wochen, anschließend Biocult® comp. ebenfalls für 4 Wochen. Diese Therapie wirkt obendrein immunstärkend.

ACHTUNG

Bei entzündlichen Magen-Darm-Erkrankungen und Gallenkoliken keine salinischen Abführmittel!

Auf Lymphstau achten

Der gerade bei Darmmilieustörungen oft anzutreffende **Lymphstau** im Bauchraum sollte zu einer längerfristigen Behandlung mit lymphaktivierenden Präparaten führen. Als Basismittel eignen sich Lymphomyosot®, Lymphophön®, Lymphaden-Hevert® oder Lymphdiaral® Basistropfen. Die Therapie sollte mindestens zwei Monate, in vielen Fällen auch länger, durchgeführt werden. Die diesbezüglichen Wirkungen treten nicht spektakulär und abrupt auf, sind eher allmählicher Natur, dafür aber umso nachhaltiger und für den Patienten vor allem im Rückblick auf die ursprüngliche Beschwerdesymptomatik erstaunlich.

Umgekehrt gilt für den schwächlich-asthenischen Menschen mit Frierneigung und angeborener Erschöpfung: Energiezuleitende anstelle ausleitender Verfahren sind angezeigt:

- Sanfte Massagen
- Ansteigende Fußbäder
- Warme und gut gewürzte Speisen

- Milde Abhärtung mit Kneipp'schen Anwendungen und Luftbädern
- Aufbauspritzen

Als einfache Injektion hat sich eine Mischung aus Vitamin C und Kalzium, Kalium und Magnesium bewährt. Die Präparate Vitamin C 500 Rotexmedica sowie das Mineralstoffpräparat Zentramin® können zusammengemischt und dann langsam in die Vene gespritzt werden. Der besondere Vorteil: Wo etwas überdreht und vegetativ unruhig ist, wird es ausgeglichen. Wo etwas geschwächt ist, wird es durch das enthaltene Kalzium aktiviert. Ist das Vegetativum überdreht, lindert das Magnesium die Übererregung.

Sinnvoll sind zwei bis drei solche Injektionen pro Woche, 6–10-mal.

Kalzium-Trinkampullen, beispielsweise in Form von Calzium Frubiase® T, bieten sich ebenfalls für den erschöpften Menschen und denjenigen mit niedrigem Blutdruck an: Sie stabilisieren den Kreislauf und das Vegetativum und können zusätzlich dazu beitragen, einen möglichen Unterzucker auszugleichen.

Klassische Naturheilverfahren nicht vergessen

Ansteigende Fußbäder – vor allem in der kalten Jahreszeit – regen nachhaltig die Durchblutung an, nicht nur im Beinbereich, sondern über die vielfältigen Reflexverbindungen der Fußsohlen zu den inneren Organen auch im übrigen Organismus. Das ansteigende Fußbad nach Hauffe bietet den Vorteil, dass der Kreislauf hierdurch nicht belastet wird. Behandlungsdauer: 15–20 Minuten. Am besten wirkt die kurmäßige Durchführung abends für zwei Wochen.

Sauna ist bekanntermaßen eine in Skandinavien bewährte Abhärtungsmethode, sie regt das Schwitzen an und damit die Entgiftung über die Haut, einem entscheidenden Ausleitungsweg für den Organismus.

Tautreten wirkt ebenfalls über die Fußreflexzonen auf innere Organe ein und kräftigt ausgezeichnet das „Nervenkostüm".

Kneipp-Güsse regen auf vielfältige Weise die Blut- und Lymphzirkulation und damit den Gesamtstoffwechsel an. Zu beachten ist, dass Kaltgüsse nur dann durchgeführt werden dürfen, wenn der Organismus vorher gut durchwärmt wurde.

Luftbäder sind ein uraltes Verfahren. Der Patient macht nackt bei geöffnetem Fenster gymnastische Übungen für ein paar Minuten morgens und abends. Auf diese Weise erfolgt durch den milden Luftreiz eine Anregung des Hautstoffwechsels und damit der gesamten Körperentgiftung.

Kneippen

tut einfach gut

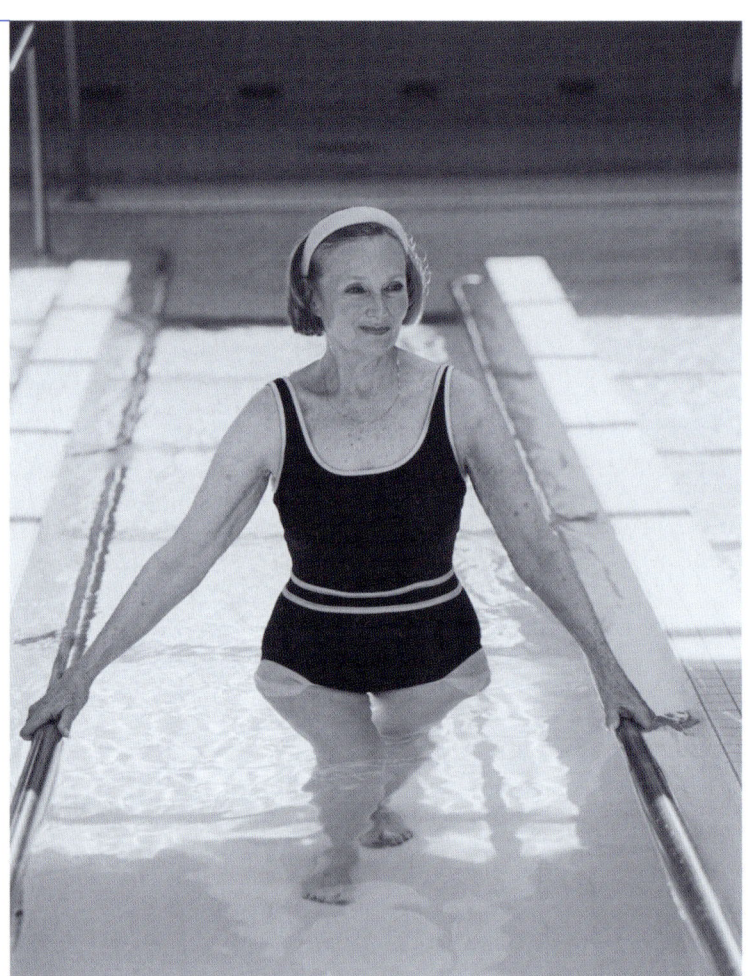

Chronische Nasennebenhöhlen- entzündung (Sinusitis)

Chronische Entzündungen der Nasennebenhöhlen sind in den letzten Jahren und Jahrzehnten immer häufiger geworden. Klimaanlagen und eine zu niedrige Raumluftfeuchte tragen ihren Teil dazu bei. Die von ihnen ausgehende kühle Luft wirkt im Sinne der traditionellen chinesischen Medizin energieschwächend und erhöht dadurch die Anfälligkeit für Infektionen.

Im akuten Fall verordnet der HNO-Arzt Antibiotika, evtl. in Kombination mit schleimlösenden Präparaten. Doch was tun, wenn diese akuten Infektionen sich alle paar Wochen oder Monate wiederholen? In fortgeschrittenen Fällen werden operative Eingriffe durchgeführt,

---

Richtig diagnostiziert   **Wissenswertes**

So einfach sie auf den ersten Blick aussieht, so einfach ist die Diagnostik nicht: Röntgenuntersuchungen der Nasennebenhöhlen sind häufig wegen Überprojektionen von Knochenstrukturen sehr unsicher auszuwerten. Heutzutage wird deshalb gern die Computertomographie der Nasennebenhöhlen durchgeführt. Auch diese scheint aber nicht alle möglichen Störungen wirklich zu erfassen. Ein einfacher anamnestischer Hinweis kann hilfreich sein: Das ständige Schleimlaufen im Rachen. Es deutet auch ohne akute Infektion auf eine chronische „Irritation" der Nasennebenhöhlen hin.

Schmerzpunkte am Kopf können ebenfalls auch ohne Fieber oder auffällige Blutwerte auf Nasennebenhöhlenbeteiligungen hindeuten. Je nach Lokalisation des Schmerzes kann rückgeschlossen werden, welche Nasennebenhöhlen betroffen sind. Entzündungen der Kieferhöhlen lokalisieren sich im Wangenbereich. Sind die Stirnhöhlen betroffen, findet sich ein Druck über den Augen bzw. in der Mitte der Stirn. Die Siebbeinhöhle projiziert die Schmerzen in den Bereich der Nasenwurzel bzw. zwischen die Augen. Tritt im Hinterkopfbereich ein Schmerzgefühl auf, ist von einer Beteiligung der tief im Kopf liegenden Keilbeinhöhle auszugehen. Sind gleich mehrere Nasennebenhöhlen betroffen, spricht man von der Pansinusitis.

---

so genannte Fensterungen, eventuell auch Korrekturen im Bereich der Nasenmuscheln. Diese Eingriffe bringen oft Linderung für einen gewissen Zeitraum, selten aber eine dauerhafte Heilung. Auch die operative Korrektur verkrümmter Nasenscheidewände überzeugt langfristig nicht. Laut Aussagen von HNO-Ärzten findet sich bei weit über 90 % aller Menschen eine mehr oder weniger ausgeprägte Nasenscheidewandverkrümmung. Wäre sie die Ursache für die Beschwerden, müssten chronische Nasennebenhöhleninfektionen noch wesentlich stärker verbreitet sein.

Auf den Kaltfuß achten!

Ursächlich spielen eine Schwächung des Immunsystems, z. B. durch Fehlernährung oder mangelhafte Abhärtung, eine Rolle. Bei vielen Betroffenen finden sich zudem chronisch kalte Füße, die ähnlich wie die oben bereits erwähnten Klimaanlagen, energieschwächend wirken. Manche beurteilen das Beschwerdebild auch aus psychosomatischer Sicht: Patienten mit chronischer Sinusitis haben „die Nase voll". Ein Satiriker behauptete, die chronische Sinusitis befalle bezeichnenderweise vor allem Lehrer. Ich kann nicht prüfen, ob dies stimmt.

Therapeutische Maßnahmen

Therapeutische Maßnahmen sollten den Bereich der Nasennebenhöhlen selbst stärken, entlasten und regenerieren, aber auch systemisch für eine Verbesserung des Immunsystems im Allgemeinen sorgen. Für die Behandlung im Kopfbereich selbst hat sich die Neuraltherapie nach Huneke gut bewährt. Zu diesem Zweck werden örtliche Betäubungsmittel (zum Beispiel Lidocain 1 %) in Kombination mit geeigneten homöopathischen Mitteln (zum Beispiel Euphorbium® comp. S) für die Nasennebenhöhlen gemischt und auf Akupunkturpunkte gespritzt. Folgende Akupunkturpunkte sind bei Nasennebenhöhlenproblemen besonders geeignet:

• Extra Yin Tang
• Blase 2 und 10

- Dickdarm 4 und 20
- Dünndarm 18
- Gallenblase 14 und 20

Zur Aktivierung der bei Nasennebenhöhlenpatienten meist trockenen Schleimhäute kann Emser Salz inhaliert oder mithilfe einer Nasendusche hochgeschnaubt werden. Zu diesem Zweck wird eine Prise Emser Salz in einen Becher voll lauwarmem Wasser gegeben. Dann wird aus der hohlen Hand dieses Wasser hochgeschnaubt und ausgeprustet. Es kommt dadurch nicht nur zu einer nachhaltigen Reinigung, sondern durch die Salzlösung auch zu einer anhaltenden Mehrdurchblutung der Schleimhäute. Dadurch können diese sich wesentlich besser regenerieren.

Mit Sinusitis Hewert® kann zusätzlich auf homöopathische Weise tief sitzender Nasenschleim aktiviert werden. Um chronisch ausgetrocknete Schleimhäute – häufig als Folge des langwierigen Einsatzes von üblichen Nasentropfen – zu regenerieren, kann Euphorbium® compositum S eingesetzt werden. Dieses Präparat wird mit einer Druckpumpe in die Nase eingebracht und hilft, die Schleimhäute zu regenerieren und anzufeuchten.

Sollte sich trotzdem zunächst noch keine Entlastung der Atmung einstellen – manche Menschen haben ja die Angst, nachts keine Luft zu kriegen –, kann Schnupfencreme® Weleda oder Nasenbalsam® Wala eingesetzt werden. Diese Nasencremes enthalten ätherische Öle, die erweiternd und entstauend wirken. Achtung: Bei Überempfindlichkeit auf ätherische Öle sollte allerdings von diesen Präparaten Abstand genommen werden.

Physikalische Maßnahmen

Mit physikalischen Maßnahmen lässt sich das Gesamtkörperterrain entlasten und der Energiefluss stärken. Eventuelle kalte Füße sollten konsequent durch Hauffesche Fußbäder bekämpft werden.

Zu diesem Zweck füllen Sie körperwarmes Wasser in ein Plastikwännchen und stellen die Füße hinein. Dann gießen Sie heißes Wasser zu. Der Wasserspiegel und die Temperatur steigen an. Hierdurch erfolgt eine nachhaltige Durchblutungsanregung nicht nur im

TIPP

Versuchen Sie zusätzlich, mit gesunden Bakterien die Schleimhautimmunität zu stärken. Hier bewährt sich Symbioflor® 1. Zweimal täglich zehn Tropfen aus der hohlen Hand in die Nase hoch schnauben.

Beinbereich, sondern über die vielfältigen Reflexverbindungen der Fußsohlen zu den inneren Organen auch im übrigen Organismus. Das ansteigende Fußbad nach Hauffe hat vor allem den Vorteil, dass der Kreislauf hierdurch nicht belastet wird. Behandlungsdauer: 15–20 Minuten, am besten kurmäßige Durchführung abends für zwei Wochen.

Eine aufwendigere, aber sehr sinnvolle Alternative stellt das Schiele-Fußbad dar. Dabei steigt die Wassertemperatur thermostatgesteuert.

Grundsätzlich müssen Sie immer davon ausgehen, dass kalte Füße eine reduzierte energetische Reaktionslage bedeuten. Vor allem Anfälligkeiten im Bereich des Unterleibes und des Halses (chronische Mandelentzündungen) können die Folge sein.

Auch eine Klimakur kann helfen: im Hochgebirge mit seiner Allergenfreiheit oder am Meer mit seinen Aerosolen, die die Schleimhäute anfeuchten.

Durch Setzen von Schröpfköpfen in der Tonsillenzone der Schulter- und Nackenregion kann das Lymphsystem entlastet und die Durchblutung im Bereich der Nasennebenhöhlen unterstützt werden.

Den Darm nicht vergessen

Zwischen Nasennebenhöhlen, Bronchialgebiet und Darmschleimhaut bestehen enge Wechselwirkungen. Diese Schleimhautregionen gehen ineinander über und sind auch embryologisch, also entwicklungsgeschichtlich aus der gleichen Struktur entstanden. Je nach Chronizität des Beschwerdebildes kann deshalb eine Darmsanierung – siehe oben – auch eine Nasennebenhöhlenentzündung besonders nachhaltig positiv beeinflussen.

Im Rahmen von Stuhluntersuchungen sollte bei hartnäckigen Fällen auch nach dem Vorhandensein von Hefepilzen der Gattung Candida albicans gesucht werden. Im Falle des Nachweises sollten diese entsprechend mitbehandelt werden. Zu diesem Zweck setzt man für drei Wochen Nystatin Suspension und Nystatin Tabletten konsequent ein. Danach wird dann die gesunde Darmflora gemäß obigem Schema zunächst mit abgeschwächten Kolidarmbakterien, dann mit

INFO

Chronisch kalte Füße verschlechtern auch die Gedächtnisleistung. Der Nestor der Deutschen Naturheilkunde, Prof. Alfred Brauchle, wies auf entsprechende Versuche an der Berliner Klinik „Charité" in den Zwanzigerjahren hin.

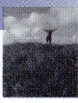

einer Kombination aus Bifidokeimen und Milchsäurebakterien stimuliert.

Achten Sie auch auf Ihre Ernährung

Im Rahmen der Ernährung sollte beim Nasennebenhöhlenpatienten mit und ohne vorhandene Pilze auf eine möglichst zuckerarme Kost geachtet werden. Zucker gilt als Vitamin-B1-Räuber. Gerade beim Sinusitispatienten finden sich häufig verminderte Mengen von Vitamin B1 im Körper. Deswegen kann die Zufuhr dieses Stoffes unter Umständen zusätzlich erwogen werden.

Zusätzliche Maßnahmen

Weitere Maßnahmen, die sich beim Nasennebenhöhlenpatienten anbieten:

- Eigenbluttherapie zur Stimulation der Abwehrkräfte. Bewährt hat sich 1 ml Eigenblut in Kombination mit einem immunstärkenden Medikament, beispielsweise Engystol®. Diese Kombination wird zweimal wöchentlich gespritzt, insgesamt 6–10-mal.
- Eingenommen werden kann neben Vitamin B1 das Präparat Hewertotox®. Es eignet sich ganz allgemein zur Behandlung von Erkältungen.
- Häufig zeigt sich ein Zinkmangel bei chronischer Infektanfälligkeit. Hier kann Zink in Form von Cefazink 20®, Zinkorotat POS® oder Unizink® hilfreich sein, um mögliche Defizite auszugleichen. Die Verabreichung sollte nur kurmäßig erfolgen über einen Zeitraum von höchstens zwei Monaten. Dann kann unterbrochen werden und nach mehreren Wochen erneut eine entsprechende kurmäßige Zinkzufuhr durchgeführt werden.

INFO

Achten Sie darauf, Zink nicht zu hoch zu dosieren!

- Enzymtherapien helfen bei jeglicher Form von Entzündung. Man kann Enzyme pflanzlichen oder teilweise auch tierischen Ursprungs nehmen. Bekannt sind Präparate wie Regazym® plus, Phlogenzym® oder Wobenzym®. Letzteres muss allerdings in hoher Dosierung (3 x 3 bis 3 x 5 Dragees) eingenommen werden, um einen ausreichenden Wirkeffekt zu erzielen. Vom Präparat Aniflazym®, welches aus einem Wespengift hergestellt wird, reichen 3 x

1–2 Tabletten. Die Therapiedauer beträgt wenige Wochen. Dann sollten Sie auch hier eine kurmäßige Pause machen.

- Als Hausmittel aus dem Osten kann das Ölsaugen nach Karrach durchgeführt werden. Man nimmt morgens nach dem Aufstehen und abends vor dem Zubettgehen einen EL kaltgepresstes Sonnenblumenöl (wegen des neutralen Geschmacks) und spült damit den Mund oder gurgelt. Dieses Öl nimmt Giftstoffe aus Mund, Rachen und Zahnbereich auf, die ansonsten das Lymphsystem zusätzlich belasten würden. Dieser Vorgang wird ca. fünf Minuten durchgeführt, dann das Öl ausgespuckt. Bemerkenswerte Erfolge sind sowohl bei chronischer Nasennebenhöhlenentzündungen als auch bei Pharyngitis (Halsentzündung), Mandelentzündung und Zahnfleischentzündungen bzw. Zahnfleischschwund festgestellt worden.

- Aus dem physiotherapeutischen Bereich hilft die manuelle Lymphdrainage im Kopf-Hals-Bereich. Sie wird durch sanft gleitende, schiebende und vibrierende Striche des zum Lymphtherapeuten weitergebildeten Physiotherapeuten durchgeführt. Die Behandlung ist nicht nur sehr angenehm, sondern sie wirkt auch wunderbar entspannend. Problematisch ist, dass die Möglichkeit der Lymphdrainage im Ärztebereich, gerade bei der chronischen Nasennebenhöhlenentzündung, weniger bekannt ist.

TIPP

Gönnen Sie sich etwas Gutes! Aufgrund der Budgetierung im heutigen Kassenarztwesen wird die Lymphdrainage nur noch selten verordnet. Wenn Sie sich also etwas Gutes gönnen wollen: Schenken Sie sich ein paar Lymphdrainagen!

Ich nehme schon vom Hinsehen zu – wie man hartnäckigem Übergewicht ein Schnippchen schlagen kann

Ich nehme es gleich vorweg: Mit kalorischer Erbsenzählerei ist es nicht getan. In der Wissenschaft wird zwar immer wieder behauptet, dass eine ganz bestimmte exakt definierte Kalorienmenge nötig sei, um ein bestimmtes Körpergewicht zu behalten. Sinkt die Kalorienzufuhr, müsse der Organismus automatisch abnehmen. Wird die Kalorienzufuhr gesteigert, komme es unweigerlich zu einer Gewichtszunahme. Dass dies in der Realität nicht stimmt, wissen viele Betroffene: Trotz maßvoller, eventuell sogar reduzierter Ernährungsweise nehmen sie nicht ab, im Gegenteil, sie nehmen sogar noch zu. Der Begriff vom guten Futterverwerter ist daher nicht nur ein volkstümlicher Begriff, sondern durchaus eine sehr genaue Beobachtung.

Auf den Typ kommt es an

In der Tat scheint je nach Konstitutionstyp eine vollkommen unterschiedliche Verwertung der Nahrungsmittel stattzufinden. Oft handelt es sich bei stark übergewichtigen Menschen um eher pyknisch aussehende Personen, die jedoch gleichzeitig eher blass sind. Sie verfügen über ein aufgeschwemmtes Fettgewebe, oft auch über Lymphstauungen. Die traditionelle chinesische Medizin bezeichnet sie als „volles Yin". Bloße ausleitende Therapiemaßnahmen greifen bei diesen Menschen oft nicht. Vielfach haben die Betroffenen mehrfache Diätversuche hinter sich, alle mit mehr oder weniger enttäuschenden Resultaten. Selbst Fastenkuren bringen oft keinen Durchbruch, sondern eher das Gegenteil: Das Gewicht nimmt während des Fastens nur um wenige 100 Gramm ab, meist als Folge der Flüssigkeitsausscheidung. Nach Beendigung des Fastens tritt dann eine rasche Gewichtszunahme über den Ausgangswert hinaus auf. Hier ist der Begriff des Jo-Jo-Effektes, der dem Fasten ja als Negativfaktor unterstellt wird, durchaus gerechtfertigt.

Die richtige Ernährung ist nicht allein entscheidend

Ernährungsexperten gehen davon aus, dass nur eine langfristige Ernährungsumstellung wirklichen Nutzen bringt. Allgemein empfohlen wird eine deutliche Verminderung der Fettzufuhr, gleichzeitig eine Verminderung von Süßigkeiten. Dies deshalb, weil kurzkettige Kohlenhydrate in Form von Süßigkeiten umgewandelt werden in Triglyceride, die dann als Fettrollen am Körper gespeichert werden.

Eine solche fett- und zuckerreduzierte Ernährungsweise erinnert an die Vollwerternährung. Trotzdem zeigt sich auch bei dieser Form der Ernährungsumstellung keine wirklich überzeugende Gewichtsreduktion. Logischerweise zieht dies weitere Enttäuschungen nach sich. Selbst Rohkost und Entlastungstage bringen keineswegs immer den durchschlagenden Erfolg. Was bleibt dann noch zu tun, wenn alles wie festgefahren erscheint?

Vorsichtig den Vergaser einstellen

In der früheren hippokratischen Medizin hat man versucht, bei Übergewicht durch Beeinflussung der Schilddrüsenfunktion Einfluss auf das Körpergewicht zu nehmen. Tatsächlich findet sich bei manchen Übergewichtigen eine Tendenz zu Schilddrüsenunterfunktion. Um dies festzustellen, kann man im Blut den Steuerhormonwert der Schilddrüse TSH bestimmen. Er liegt normalerweise zwischen 0,23 und 4 mcU/mg. Werte unter 0,23 deuten auf eine Überfunktion hin, Werte über 4,0 auf eine Unterfunktion. Amerikanische Autoren behaupten jedoch, dass schon bei Werten ab 2 eine Tendenz zur Überfunktion gegeben sei. Ich würde es noch strenger sehen: Bei extremem Übergewicht und Neigung zu Müdigkeit und Erschöpfung kann bei jedem normalen TSH-Wert vorsichtig das Spurenelement Jodid zugeführt werden, zunächst in Form von Jodid 100 einmal täglich, ggf. später sogar Jodid 200. Selbstverständlich muss ausgeschlossen sein, dass Schilddrüsenerkrankungen, wie autonome heiße Knoten oder ein Morbus Hashimoto, vorliegen. Deswegen sprechen Sie bitte vorab Ihren Arzt an.

Ansonsten dient jedoch das Jod wie eine Art Brennstoff für die Schilddrüse. Ihre Funktionsweise wird geringgradig beschleunigt und dadurch der Grundumsatz milde aktiviert. Dies kann in einigen Fällen durchaus zu einer Gewichtsabnahme beitragen.

An unerkannte Nahrungsintoleranzen denken

Offensichtlich besteht bei einigen Formen von Übergewicht eine Intoleranz auf zahlreiche Nahrungsmittel, die mit zu dem starken Übergewicht beiträgt. Herkömmliche Allergietests erweisen sich in dieser Hinsicht als wertlos. Weiterführen kann jedoch ein spezieller alternativer Allergietest, der die Aktivität der körpereigenen Lymphozyten (einer wichtigen Unterform der weißen Blutkörperchen) gegen 181 verschiedene Nahrungsmittel testet. Dieser Cytotest kann beim Cytolabor, Ortsstraße 22, 35423 Lich durchgeführt werden. Anhand des Testergebnisses kann dann die Ernährungsweise gezielt modifiziert werden.

Auch eine lymphunterstützende Therapie ist hilfreich

Es empfiehlt sich bei massivem Übergewicht auch eine lymphunterstützende Therapie. Fast immer leiden die Betroffenen an einem erheblichen Lymphstau. Darauf sind mitunter etliche Kilo des Übergewichts zurückzuführen. Hier kann ein langfristiger Einsatz eines homöopathischen Komplexmittels, wie Lymphophoen® oder Lymphomyosot® über mehrere Monate hinweg, sinnvoll sein. Auch die manuelle Ganzkörperlymphdrainage kann hilfreich unterstützen.

Und natürlich: Bewegung!

Sportliche Betätigung als zusätzliche Maßnahme zur Kalorienverbrennung wird allenthalben empfohlen. In der Tat ist sie bei Übergewichtigen empfehlenswert, aber mit Vorsicht. Extrem Übergewichtige, die bislang wenig Sport getrieben haben, leiden oft an wenig stabilen Muskeln und Bandstrukturen und neigen sehr leicht dazu, umzuknicken bzw. sich Gelenkverstauchungen zuzuziehen. Deswegen sollte ein körperliches Training schrittweise aufgebaut und angepasst werden. Weniger verletzungsgefährdend ist das stramme Walking, das Nordic Walking oder auch das tägliche Ergometertraining. Eine weitere Alternative ist das Schwimmen. Unbedingt notwendig ist, dass täglich etwas getan wird. Am besten 10–15 Minuten Ergometertraining oder 20–30 Minuten Walking.

Schwimmen

ist eine verletzungsarme Sportart

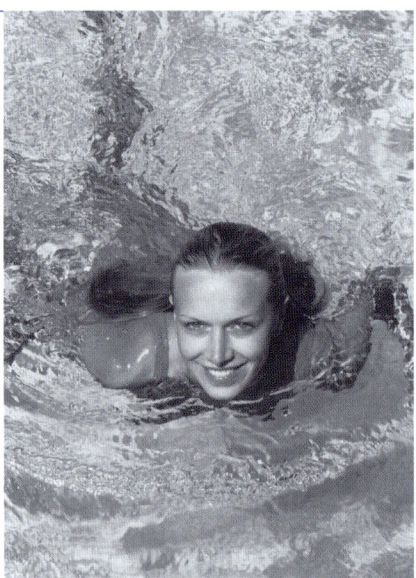

Zu guter Letzt

Einige Fachleute behaupten nun, dass bei der Ernährung nicht die Kalorienzufuhr entscheidend sei und auch nicht die Verminderung von Fett. Entscheidend sei einzig und allein die Verminderung von

Kohlenhydraten jeglicher Art. Deshalb empfehlen die Experten die Atkins-Diät. Dabei handelt es sich um einen kürzlich verstorbenen amerikanischen Mediziner, der zur Gewichtsreduktion eine eiweiß- und fettbetonte Ernährung unter deutlicher Zurücksetzung jedweder Kohlenhydrate empfohlen hat. Zugegeben: Es könnte durchaus sein, dass zur **Gewichtsabnahme** an dieser Kost etwas dran ist. Das andere Problem allerdings: Durch die massive Eiweiß- und Fettzufuhr verschlechtert sich die allgemeine Stoffwechselbilanz, und vor allem Gichtanfälle und Diabetes werden gefördert. Wenn überhaupt, so kann eine Atkins-Diät nur als Einstieg angesehen werden, damit die betroffenen, stark übergewichtigen Menschen überhaupt erst einmal ein Erfolgserlebnis haben.

Am Tonnenballett ein Beispiel nehmen

In München hat sich Ende der 80er, Anfang der 90er-Jahre folgende Anekdote ereignet: Vier übergewichtige Damen, die diverse Diäten und Abnehmversuche über Jahre hinweg durchgeführt haben, beschlossen schließlich, ihr Übergewicht zu akzeptieren. Sie schlossen sich zusammen und gründeten ein Ballett, das „Tonnenballett". Es trat in zahlreichen Münchener Restaurants und Kabaretts auf und war offenbar höchst erfolgreich. Heute gibt es das Tonnenballett nicht mehr, denn alle hatten nach relativ kurzer Zeit deutlich an Gewicht verloren. Dies führt zu der Erkenntnis: Wirklich klappen tut es mit dem Abnehmen erst dann, wenn man es nicht mehr erzwingen will!

Verstopfung – das leidige Problem

Ein Bestseller aus dem Bereich der Naturheilkunde trägt den Titel: „In drei Tagen befreit von chronischer Verstopfung." Schön wär's, möchte man sagen, wenn man die Realität betrachtet. In diesem Buch wird Frischkornbrei, also die Umstellung auf eine vollwertige Ernährungsweise mit hohem Vollkorn- und Frischkornanteil empfohlen. Tatsächlich bedeutet diese Ernährungsumstellung eine sinnvolle vermehrte Ballaststoffzufuhr, die imstande ist, die Muskeltätigkeit des Magen-Darm-Traktes zu aktivieren. Trotzdem zeigt die Realität, bei jahrelanger Verstopfung hilft auch diese Ernährungsumstellung oft nicht. Was ist die Ursache?

Eine amerikanische Studie – die Nurses-Health-Studie – scheint Licht ins Dunkel zu bringen. Im Rahmen dieser Studie untersuchte man an Tausenden von Krankenschwestern den Einfluss einer ballaststoffreichen Ernährung auf die Stuhlgewohnheiten. Dabei zeigte sich etwas ganz Erstaunliches: Verstopfte haben aus bislang unbekannten Gründen offenbar niedrigere Stuhlgewichte als Nichtverstopfte, und zwar unabhängig von der Ballaststoffzufuhr. Dies bedeutet: Ballaststoffmengensteigerung allein reicht also offenbar nicht aus. Was könnte helfen? Ein Blick auf die Zusammensetzung des Stuhles kann interessant sein: Rund 33 % des Stuhles besteht aus Darmbakterien. Sind diese dezimiert, sinkt das Stuhlvolumen und damit auch das Stuhlgewicht. Die Zufuhr von Darmbakterien über längere Zeit kann daher hilfreich sein und selbst bei chronischer Verstopfung unterstützend wirken. Am besten gibt man in diesem Falle lebende Kolibakterien, beispielsweise Mutaflor® 100. Man beginnt mit einer Kapsel zum Frühstück und steigert dann nach einigen Tagen auf zwei Kapseln, höchstens bis zu vier Kapseln. Diese Therapie wirkt auch stärkend bei chronischen Entzündungen des Darmes, hat auch in vielen Fällen immer wieder Vorteile bei allergischen Erkrankungen und chronischer Infektanfälligkeit.

Empfehlenswerte Vollwertkost

Trotzdem ist die Umstellung auf eine möglichst vollwertige Ernährung sinnvoll. Vollwertkost darf allerdings nicht mit Vollkornkost verwechselt werden. Viele verstehen nämlich darunter eine Ganzkornkost mit grob gemahlenen Getreideanteilen. Diese Ernährung wird nur in seltenen Fällen gut vertragen. Meist ist sie Auslöser für Gärungsprozesse, Völlegefühl und Blähungen. Vollwertkost bedeutet stattdessen: Getreideprodukte möglichst als Vollkornfeinmehlprodukte zuführen. Dann sind sie bekömmlicher und weisen trotzdem die gleiche Ballaststoffmenge auf.

Vielfältige Ursachen

Ein häufiger Fehler in der modernen Medizin besteht darin, rein monokausal zu denken. In diesem Sinne wird Verstopfung als reines Darmproblem dargestellt. Vergessen wird, dass selbstverständlich schon die Andauung des Nahrungsbreies im Oberbauch eine wichtige Rolle spielt: Die Bereitstellung der Verdauungssäfte im Magen, Bauchspeicheldrüsen- und Gallenbereich. Liegt hier bereits eine Störung vor, zum Beispiel im Rahmen einer zu schwachen Verdauungssaftproduktion, tritt nicht nur eine mangelhafte Vorverdauung im oberen Darmabschnitt ein, sondern auch die Muskelwelle des Magen-Darm-Traktes tritt nicht adäquat in Kraft. Der Wiener Arzt Bernhard Aschner beschrieb schon vor Jahrzehnten einen so genannten Plätschermagen, der sich als Ausdruck einer Enzymschwäche durch ständiges Aufstoßen noch viele Stunden nach einer Mahlzeit widerspiegele. Solche Erkenntnisse erfahrener Kliniker sind heute allerdings weitgehend vergessen und tauchen auch in medizinischen Lehrbüchern an keiner Stelle mehr auf.

Bringen Sie die Galle in Schwung!

Die Funktion des Darmes hängt von der Produktion der Gallensäuren ab. Wird wenig Gallensaft in der Leber produziert und abgesondert, nimmt die Muskeltätigkeit des Darmes ab. Normalerweise erfolgt pro Stunde ein Vortrieb des Stuhles um etwa 25 cm. Alle paar Minuten laufen rhythmische Wellen, in zum Teil schaukelförmigen Bewegungen über den Darm hinweg. Dadurch wird der Nahrungsbrei wiederholt durchgeknetet und erhält einen optimalen Kontakt mit der Darmschleimhaut. Diese kann die wichtigen Nährstoffe, die der Organismus braucht, herausziehen und unerwünschte Substanzen in den Dickdarm weiterleiten.

Anregungen der Galle sind auf verschiedene Art und Weise möglich:

- Wermuttee aktiviert den Gallenfluss und regt auch allgemein die Verdauungssäfte an und soll zusätzlich eine Wirkung auf Süßhunger haben. Besorgen Sie ihn am besten im Reformhaus. Es wird das Kraut verwendet. Der Geschmack ist natürlich gewöhnungsbedürftig. Wermut ist eine der bittersten Pflanzen überhaupt. Nach und nach kann man sich aber auch an diesen Geschmack gewöhnen und ihn wie einen Aperitif einsetzen, eine Tasse vor dem Frühstück oder vor jeder Mahlzeit.
- Die Artischocke wirkt leberschützend und anregend auf die Gallensaftproduktion. Besonders bei verstopften Patienten kann daher der Einsatz von Artischockenpräparaten hilfreich sein. Wichtig ist aber eine ausreichend hohe Dosierung. Diese erfüllen Präparate in Kapselform, wie Hepar SL® forte. Günstig sind aber auch frische Pflanzenpresssäfte der Firma Schoenenberger. Man nimmt jeweils 1–2 EL in ein halbes Glas Wasser und trinkt dieses vor den Mahlzeiten.
- Ganz wichtig: Atemgymnastik oder sportliche Betätigung. Durch intensiviertes Atmen harmonisieren wir nicht nur unser vegetatives Gleichgewicht, sondern aktivieren auch die Funktion des Zwerchfells. Dieses übt neben seiner lungenentfaltenden Funktion auch eine sanfte Massage auf die Eingeweide des Bauchraumes aus. Dadurch werden diese in ihrer Durchblutung angeregt und in ihrer Funktionslage unterstützt. Bei flacher Atmung oder verklemmtem Atmen hinter dem Schreibtisch kann dieser Effekt natürlich nicht adäquat eintreten.

Es ist kein Zufall, dass die traditionelle chinesische Medizin in einer optimierten Atemtechnik eine wesentliche Quelle des Qi, also der Lebensenergie sieht. Darüber hinaus kann Atemtraining das vegetative Gleichgewicht erhöhen.

Einfache Atemübungen

erhöhen das vegetative Gleichgewicht

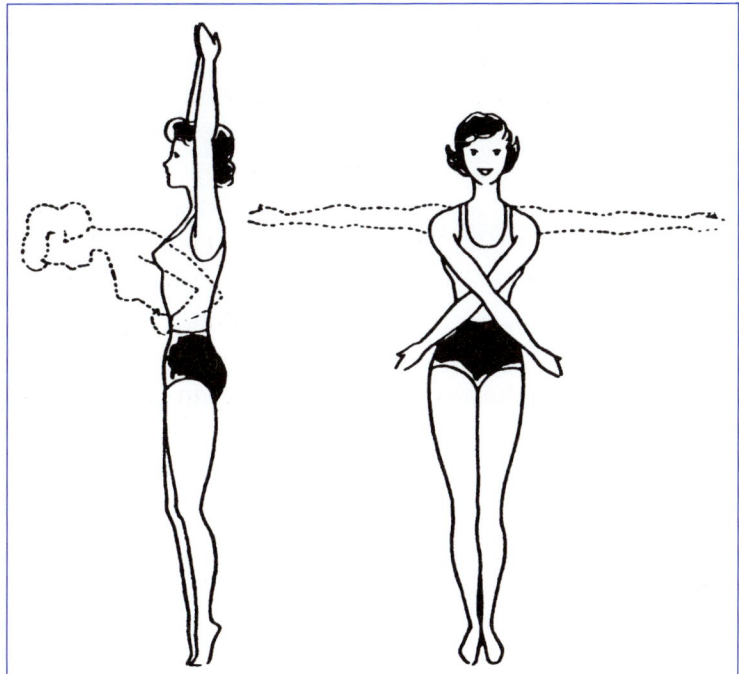

Zum Thema Verstopfung kursieren allerlei Hausmittel, sei es der Verzehr von 5–10 Trockenpflaumen oder der Genuss von zwei Glas warmem Wasser vor dem Frühstück oder mehrere Kirschen essen. Wirklich sicher wirkt keine dieser Empfehlungen. Was beim Trinken aber zu beachten ist: Sehr mineralarme Wässer, beispielsweise Volvic, sind zwar gut zum Durchspülen, können aber eine mögliche Verstopfung noch verstärken. Deswegen empfehlen sich eher Sulfatwässer, auf der Flasche kenntlich am Kürzel „SO4". Sulfat ist Bestandteil von Bittersalz und Glaubersalz. Sulfat bewirkt, dass die mitgetrunkene Flüssigkeitsmenge als Spülmittel verstärkt im Darm verbleibt. Zusätzlich erfolgt eine milde Anregung der Gallenblase. Folgende Mineralwässer sind als Sulfatwässer geeignet: Staatlich Brückenauer, Karlsquelle Bad Mergentheim, Paulinenquelle Bad Salzuflen, Schlossbrunnen Ingelfingen, Quelle 1 Bad Oeynhausen.

Manchen Menschen hilft die Anregung der Darmreflexzonen durch Akupunktur, Fußreflexzonenmassagen, Bindegewebsmassagen oder Schröpfen. Die Schröpfköpfe kann man in diesem Fall auf die Bauchdecken oder auch auf die untere Rückenpartie setzen. Es ist aber nur ein Versuch. Vor allem bei jahrzehntelanger chronischer Verstopfung reicht auch diese Maßnahme oft nicht aus.

Erzwingen Sie nichts!

An dieser Stelle muss man sich eines bewusst machen: Genauso wie hartnäckiges Übergewicht hat offensichtlich auch die chronische Verstopfung etwas mit „Loslassen-können" zu tun. Deswegen die dringende Empfehlung: Lassen Sie los! Lassen Sie es im wahrsten Sinne des Wortes kommen! Genau wie bei Übergewicht: Die Verstopfung kann erst dann verschwinden, wenn Sie den Stuhlgang nicht mehr erzwingen wollen. Irgendeine der oben empfohlenen Maßnahmen einzuleiten und dann ständig auf die Uhr zu schauen, warum nun immer noch kein Stuhlgang eingetreten ist, stellt eine von vornherein zum Scheitern verurteilte Einstellung dar. Nur mit Geduld und Entspannung statt Verkrampfung und übertriebener Anregung ist eine Lösung dieses chronischen Problems möglich.

Schilddrüsenüberfunktion – oder doch nicht?

Stellen wir uns folgende Situation vor: Eine 30-jährige schlanke Dame klagt schon seit langem über „innere Unruhe" und „Zappeligkeit". Außerdem leidet sie an kalten Händen und Füßen. Der Appetit ist gut. Häufig besteht ein Verlangen nach Süßem. In zahlreichen Situationen komme es zu Herzrasen und mitunter einer Rötung im Halsbereich. Dies sei ihr peinlich, wodurch sich die Situation nur noch verschlimmert.

In einem medizinischen Ratgeber liest Sie einen Artikel über die Schilddrüse. Und genau: ihr Beschwerdebild passt zum Bild einer Schilddrüsenüberfunktion. Sie geht zum Arzt. Dieser untersucht das Blut, führt zudem noch eine Ultraschalluntersuchung der Schilddrüse durch. Ergebnis: alles normal, keinerlei Hinweise auf eine Funktionsstörung. Enttäuscht geht die Patientin mit einem Rezept über ein baldrianhaltiges Beruhigungsmittel nach Hause.

Was liegt hier vor: Die Betroffene leidet an einer „vegetativen Dystonie", die mit den beschriebenen Symptomen der Empfindsamkeit und Übernervosität einhergeht. Zwar kritisieren viele Ärzte den Begriff „vegetative Dystonie" als reine Verlegenheitsdiagnose, haben aber selbst nichts treffenderes zu bieten.

Vegetative Dystonie

Das Beschwerdebild ist nicht bedrohlich, beeinträchtigt die Lebensqualität aber erheblich.

Auch wenn die Schilddrüse keine Überfunktion im klinischen Sinn aufweist, kann sie irritierend das Beschwerdebild beeinflussen. Sie gilt generell als „stressanfälliges Organ". Um in einem solchen Fall die Schilddrüse vor Stress abzuschirmen, setzen wir natürlich keine schulmedizinischen Schilddrüsenblocker ein. Geeignet sind aber pflanzliche Mittel. Der Wolfstrapp beruhigt eine überdrehte Schilddrüse und eignet sich auch ohne echte Überfunktion zur Behandlung der vegetativen Dystonie. Wolfstrapp gibt es in Form von Thyreo-gutt® mono Tabletten, thyreo-loges® N, Prothyrysat® oder unter dem Namen Mutellon® (zusammen mit Herzgespann und Baldrian).

Neuraltherapie

Die Neuraltherapie nach Huneke kann eine hilfreiche Alternative und Sofortmaßnahme darstellen. Die örtlichen Betäubungsmittel Procain oder Lidocain (jeweils 0,5–1%) werden im Bereich der Schilddrüse in die Haut gequaddelt. Jetzt sind zwei Reaktionstypen zu erwarten: Entweder reagiert der Patient überhaupt nicht oder er berichtet über eine stundenlang anhaltende „Leichtigkeit" und Ausgeglichenheit. Trifft Letzteres zu, sollte die Behandlung mehrfach wiederholt werden, zunächst im Abstand weniger Tage, dann auf zunehmend längere Intervalle von Wochen übergehend.

Statt der Quaddelung kann das Mittel auch direkt in die Schilddrüse injiziert werden. Diese Methode ist aus leicht ersichtlichen Gründen aber nicht ganz ungefährlich: Es drohen heftige Blutergüsse und (vorübergehende) Heiserkeit.

Verzichten Sie auf Süßes

In der Ernährung sollten die betroffenen Menschen vor allem eines beachten: die möglichst konsequente Meidung von Süßigkeiten! Deren Genuss fördert nämlich einen schwankenden Blutzucker. In der Folge kommt es zu verstärkter Insulinausschüttung und spontanen Unterzuckerungen. Diese sind zwar nicht – wie beim Diabetiker – bedrohlich, gehen aber mit dem Gefühl der Zittrigkeit und des Kreislaufzusammenbruchs einher. Deswegen ist ein möglichst konstanter Blutzuckerspiegel das Ziel. Zu diesem Zweck sollten Sie regelmäßig Zwischenmahlzeiten einlegen, zum Beispiel um 10.30, 16.30 und 22.30 Uhr. Geeignet hierfür sind Mandeln, Knäckebrot mit etwas Butter, Bananen, Studentenfutter.

Die spontane Unterzuckerung als typisches Zeichen einer vegetativen Dystonie wird übrigens in einem Standardwerk der inneren Medizin beschrieben – und offenbar meist überlesen.

Klassisch-naturkundliche Abhärtungsverfahren

Das Behandlungsprogramm abrunden können:

- Luftbäder
- Tautreten
- Kneippgüsse
- Leichter Ausdauersport

Sie sollten aber alles mit Maß betreiben! Ein labiler vegetativ-dystoner Mensch darf nicht überfordert werden.

Spazieren gehen

tut gut und macht fit

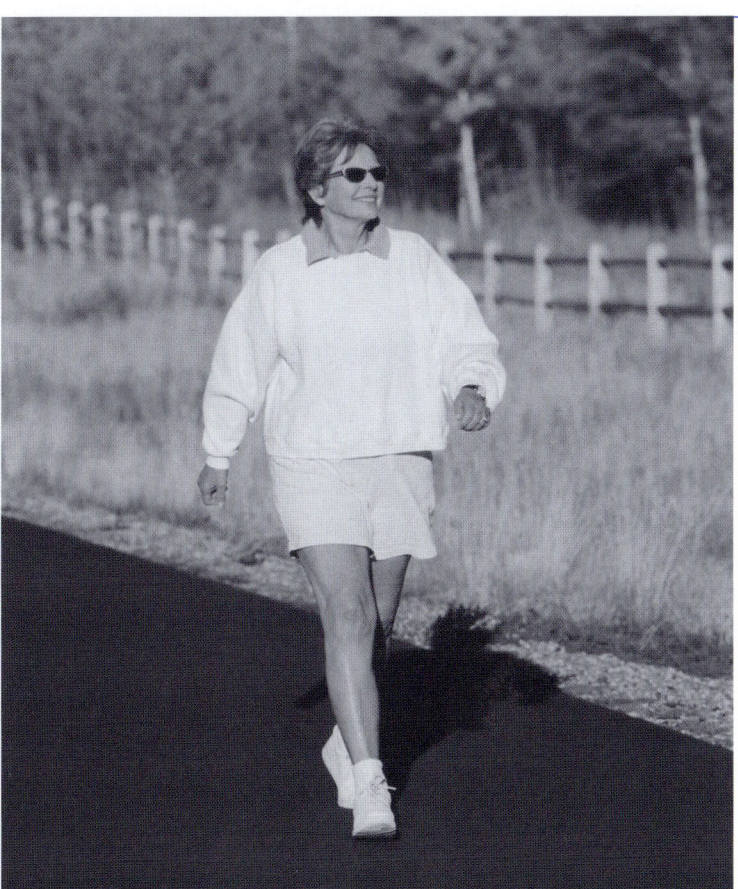

Unklare Erhöhung der Leberwerte

„Sie Säufer" raunzt der behandelnde Arzt den Patienten wegen eines chronisch erhöhten Leberwertes Gamma-GT an. Entrüstet weist der so Attackierte jeden Alkoholkonsum von sich – und sucht sich fortan einen anderen Arzt ...

Tatsächlich können erhöhte Leberwerte im Blut oft zu Fehlinterpretationen führen.

An dieser Stelle soll weniger von erhöhten Leberwerten durch Alkoholkonsum bzw. einer akuten Virus-Leberentzündung (Hepatitis), sondern vielmehr von ungeklärt erhöhten Werten die Rede sein, die nicht auf ein schwerwiegendes akutes Krankheitsbild hindeuten.

Auch an den Darm denken

Weitere Ursachen unklar erhöhter Leberwerte können Milieustörungen im Darm sein. Chronische Verdauungsstörungen mit wechselnden Stuhlgewohnheiten, Gärung oder Fäulniszuständen können zur Bildung giftiger Substanzen führen. Bei Gärung entstehen Fuselalkohole, bei Fäulnis so genannte biogene Amine wie Indol und Skatol. Diese Substanzen können immunhemmend und leberzellschädigend wirken. Dies vor allem deshalb, weil der überwiegende Anteil des Darmblutes über die Pfortader direkt der Leber zum „Entgiften" zugeleitet wird. Ist dieses Pfortaderblut zu sehr mit Stoffwechselendprodukten überlastet, wird auch die Leber überfordert. Steigende Leberlaborparameter können ein Indiz sein.

Doch nicht nur die Laborwerte können sich verändern, auch die Stimmung: mangelhafte Entgiftungskapazität der Leber führt zum verstärkten Anfluten von Stoffwechselendprodukten im Gesamtorganismus – auch im Gehirn.

Die Folge sind Missmutigkeit, Antriebslosigkeit und Depressivität. Im Umkehrschluss folgt: gute Stimmung durch effektive Entgiftung! Denken Sie auch bei Leberstörungen an die „Darmsanierung".

Ein Fall unklar erhöhter Leberwerte

Frau N., etwa 40 Jahre, leidet seit Jahren unter unklar erhöhten Leberwerten. Neben dem Wert Gamma-GT sind auch die so genannten Transaminasen GPT und GOT leicht erhöht. Eine früher durchgemachte chronische Leberentzündung ist ausgeschlossen. Auch gibt es keine Hinweise auf Fettleber. Letztendlich bleibt völlig offen, woher diese erhöhten Leberwerte stammen, zumal die Frau auch nahezu keinen Alkohol trinkt.

In diesem Fall kann man nun zwei Strategien einschlagen: Da das Geschehen schon jahrelang besteht und eine schwerwiegende Erkrankung ausgeschlossen wurde, muss man nicht mit aller Macht die tatsächliche Ursache ergründen. Hier kann der pragmatische Therapieansatz weiterhelfen. Zum Beispiel der Einsatz von Mariendistel. Die Patientin bekommt ein Mariendistelpräparat verordnet, zweimal täglich eine Kapsel. Sie nimmt das Präparat über einen Zeitraum von acht Wochen ein. Tatsächlich bessern sich danach die Werte nachhaltig, allerdings noch nicht ganz in den Normbereich. Nach Absetzen des Mariendistelpräparates steigen sie wieder an. Was zeigt uns das? Offenbar führt eine Stärkung der Leberentgiftungskapazität und Anregung der Lebersyntheseleistung zu verbesserten Blutwerten. Dies deutet darauf hin, dass das Organ offenbar in seiner Funktionstätigkeit aus irgendeinem Grund eine Unterstützung haben möchte.

Es wird eine ergänzende Laboruntersuchung angeschlossen zur Bestimmung des Enzyms GLDH. Dieses zeigt sich erhöht. Erhöhtes GLDH deutet auf eine Gallenstauung innerhalb der Leber hin. Dies eröffnet einen neuen Therapieansatz. Es wird die Substanz Hymecromon verordnet. Dabei handelt es sich um eine schulmedizinische Substanz, die die Gallengefäße weit stellt. Schlagartig bessern sich schon nach drei Wochen die Laborparameter bis in den Normbereich hinein. Dies zeigt, auch heute noch kann man Diagnosen ohne Kernspintomogramm und Computertomographie stellen, allein logisches Nachdenken hilft oft weiter.

Zum Schluss noch ein lehrreicher Fall von arterieller Verschlusskrankheit

Bei Werner K. wurde vor einigen Jahren ein so genannter Stent in der Oberschenkelarterie eingesetzt. Ein Stent ist ein Metallteil, welches zum Offenhalten eines ansonsten sich selbst verschließenden Blutgefäßes eingesetzt wird. Im Herbst 2001 erfolgt eine Kontrolle in der Klinik. Es wird ein weitgehender Verschluss dieses Stents festgestellt und dringend eine Bypassoperation im Bereich des Oberschenkels angeraten. Die Gehstrecke des Patienten beträgt wenige 100 Meter, dann kommt es zu Schmerzen. Es liegt hier offenbar das typische Bild einer so genannten AVK IIb vor, einer Form des arteriellen Verschlusses, die mit dem Symptom der Schaufensterkrankheit einhergeht.

Der Patient fragt zu Recht, ob es keine alternativen Möglichkeiten zur Operation gibt: Die gibt es in der Tat. Am wichtigsten: das regelmäßige und konsequente Bewegungstraining. Ziel ist dabei, nicht nur wenige Schritte zu laufen, sondern immer an die Grenzen der Gehstrecke zu gehen, bis in den Schmerzbereich hinein. Diese sollte zwar nicht gewaltsam überschritten werden, aber es sollte täglich in diesen Grenzbereich hinein trainiert werden. Werner K. führt dieses regelmäßig mehrere Stunden morgens und nachmittags durch.

Regelmäßig werden auf der Seite des nicht betroffenen Beines ansteigende Fußbäder durchgeführt. Dadurch wird die Blutzirkulation in beiden Beinen nachhaltig angeregt.

Von Seiten der Risikofaktoren besteht lediglich eine etwas ungünstige Blutcholesterinrelation. Aus diesem Grund wird ein Blutfettsenker verordnet.

Wegen des erhöhten Blutdickewertes Hämatokrit werden im Abstand von 14 Tagen zwei Aderlässe à 250 ml gemacht, dann nach vier Wochen ein weiterer und nach einem Vierteljahr ein Vierter.

Zur Anregung der peripheren Durchblutung wird niedrig dosiertes Aspirin in Form von ASS 100 ratio® einmal täglich eingesetzt.

Zur Verbesserung der Gewebsdrainage kommt ein Enzympräparat aus der Ananas zum Einsatz, Bromelain POS®. Dies nimmt der Patient dreimal täglich ein. Schließlich wird das Behandlungsprogramm abgerundet durch ein Präparat aus japanischem Tempelbaum: Ginkgo biloba® aktiviert nicht nur die Durchblutung, sondern hemmt auch die Blutgerinnung und dichtet die Blutgefäße ab. Dieser Effekt tritt sowohl im zentralen Nervensystem, als auch in peripheren Blutgefäßen auf. Fortan nimmt Werner K. regelmäßig Ginkgo biloba ein. Der Effekt dieser Therapie ist folgender: Bereits nach vier Wochen hat sich die schmerzfreie Gehstrecke, die anfangs nur wenige 100 Meter betrug, auf praktisch unbegrenzt erhöhen lassen. Daraufhin kann das tägliche drei- bis vierstündige intensive Spazierengehen auf ein bis zwei Stunden zurückgenommen werden. Die Medikation wird für gut zwei Monate fortgeführt.

Da sich nicht nur die Gehstrecke gebessert hat, sondern zunehmend auch das Allgemeinbefinden, kann das tägliche Training schließlich auf eine Stunde reduziert werden und der Patient seiner künstlerischen Tätigkeit wieder verstärkt nachgehen.

Eine Kontrolluntersuchung am Klinikum bestätigt: Der Stent ist immer noch verschlossen – etwas anderes hatte man auch nicht erwartet. Die intensiven Behandlungsmaßnahmen haben jedoch zur Ausbildung natürlicher Bypässe geführt. Daran sehen wir: Der Körper hat ein hohes Regenerationspotenzial, man muss ihm nur die entsprechenden Anreize geben.

Wer gesund ist

hat auch später gut lachen

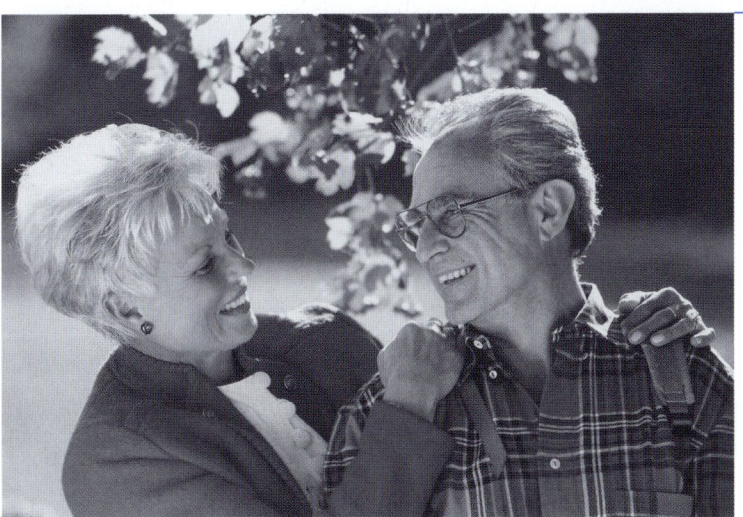

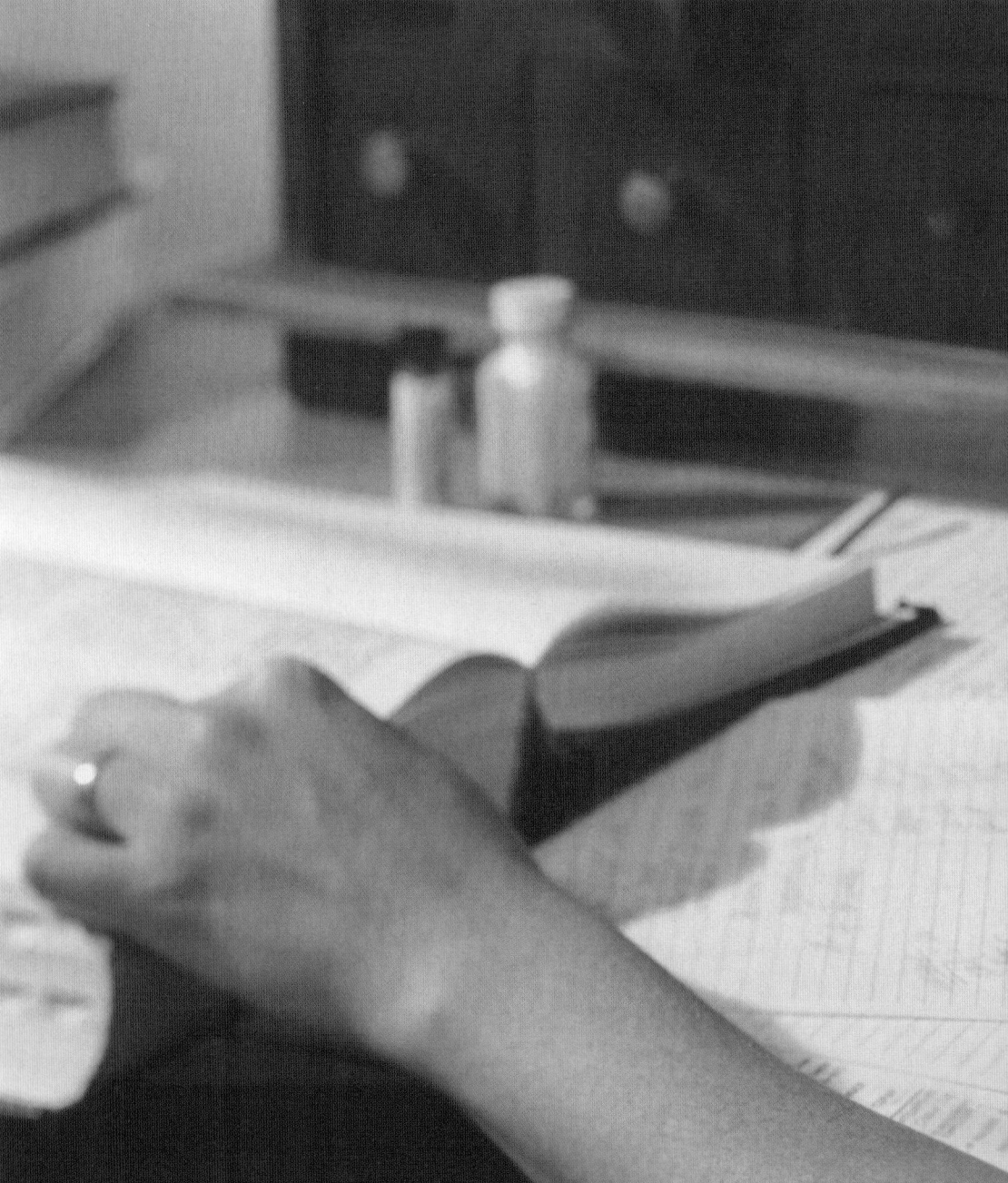

Tipps für den Umgang mit dem Arzt

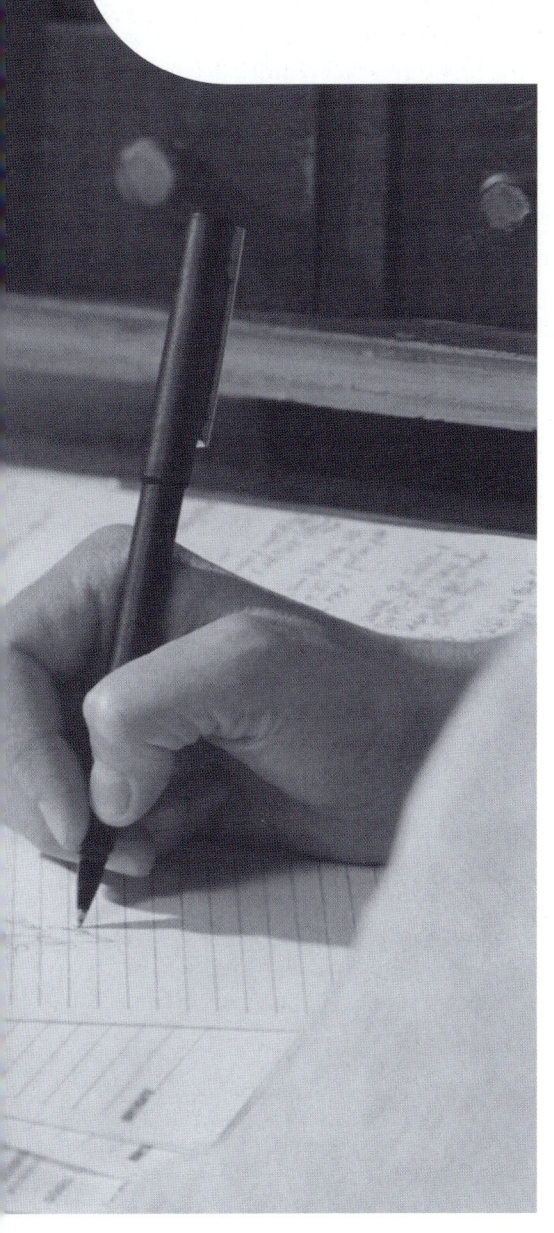

Dass der Arzt sich viel Zeit für seine Patienten nimmt – wer wünschte sich dies nicht. Im heutigen Basarbetrieb einer vertragsärztlichen Praxis ist dies jedoch kaum noch realisierbar. Dies liegt nicht zuletzt an der faktisch immer noch kostenlosen Inanspruchnahme des Arztes über die Chipkarte. Es sitzen Menschen im Wartezimmer, deren Besuch aus rein ärztlicher Sicht nicht zwingend wäre, die aber kommen, um – wie es der Medizinsoziologe Paul Lüth einst formulierte – „Ansprüche an den Sozialstaat durchzusetzen". Dadurch geht wertvolle Zeit für Patienten mit ernsten Beschwerdebildern verloren.

Deswegen ist es wichtig, in der knappen zur Verfügung stehenden Zeit dem Arzt möglichst konkrete Informationen zu geben.

Von den Journalisten lernen!

Was, wann, wer, wo, warum – Diese fünf „W" charakterisieren die Strategie des Journalisten. Die wichtigsten Informationen möglichst schon im ersten Satz unterbringen. Natürlich kann das bei einer Krankenanamnese in dieser geballten Form nicht erfolgen. Dennoch sollten Sie Folgendes beherzigen:

- Beginnen Sie immer mit den aktuellen, akuten Beschwerden und bringen Sie das für Sie Wichtigste zuerst.
- Berichten Sie genau, wo Sie diese Beschwerden verspüren, seit wann sie bestehen und welcher Art die Symptome sind.

Sagen Sie also beispielsweise: „Ich habe seit zirka sechs Wochen alle paar Tage Druckgefühle im Bereich des rechten Oberbauches." Sofern Ihnen Typisches aufgefallen ist, berichten Sie ferner, in welchen Situationen dieses Druckgefühl auftritt, beispielsweise nach be-

Ein einfaches Beispiel

Betrachten wir noch eine weitere Richtig-Falsch-Version. Wenn Sie über frühere Erkrankungen berichten, schildern Sie bitte kurz und knapp die Diagnosen. Beispielsweise: „Bereits 1968 stellte Dr. Wuselmayer aus Hintertupfingen bei mir eine Kniegelenksarthrose rechts fest." Noch kürzer könnten Sie formulieren: „Seit 1968 ist bei mir eine Kniegelenksarthrose rechts bekannt."

Machen Sie nicht folgenden Fehler, den manche, durchaus liebenswürdige Patienten oft begehen, der aber den Arzt mitunter in Wallungen bringt: Sie erzählen nämlich anekdotenhaft ausschweifend, etwa nach dem Motto: „Und dann kam ich zum Dr. Wuselmayer – vielleicht kennen Sie ihn sogar persönlich. Und der sagte dann: Sie sehen aber schlecht aus, setzen Sie sich erst mal hin. Dann kam seine Sprechstundenhilfe und sagte: Soll ich Ihnen einen Kaffee anbieten? Und dann sagte er: Nun ziehen Sie sich mal aus, wir machen mal eine Röntgenaufnahme"...

Das mag zwar alles ganz nett klingen, ist aber für den Arzt ohne jeden Informationswert. Im Gegenteil: durch diese anekdotenhafte Ausschweifung gehen unter Umständen wichtige Informationen verloren.

stimmten Mahlzeiten und wenn ja, nach welchen (Kohl, Wirsing, Hülsenfrüchte?).

Allein durch diesen Einstieg spielen Sie dem Arzt den Ball richtig ins Feld und er wird weitere konkrete Fragen an Sie richten: Treten die Beschwerden immer zu einer bestimmten Tages- oder Nachtzeit auf? Wie ist der Stuhl – dünn, fest oder wechselhaft?

Rasch wird er somit an einen Prozess im Bereich des Leber-Gallengebietes denken und die entsprechende Diagnostik (Abtasten, Blutuntersuchung, ggf. Ultraschalluntersuchung) einleiten können. Wenn Sie nur sagen: „Ich hab's seit längerem im Bauch" wären beide Informationen über das Wo und das Wann unkonkret, sodass zunächst mehrere Nachfragen erforderlich wären.

Das Wichtige vor dem weniger Wichtigen

Eine schriftliche Zusammenstellung der wichtigsten anamnestischen Daten, beispielsweise Art und Jahr, durchgeführte Operationen oder Krankenhausaufenthalte, kann durchaus sinnvoll sein. Auch dabei sollten Sie sich aber knapp fassen und nur die wichtigsten Dinge zusammenstellen.

Noch ein wichtiger Tipp: Vor allem dann, wenn Sie unter mehreren Symptomen und Beschwerdebildern gleichzeitig leiden, die Sie dem Arzt mitteilen möchten: Bilden Sie eine Hierarchie. Sagen Sie dem Arzt deutlich, welche Symptome Sie im Moment am meisten belasten und welche Ihnen eher als nebensächlich erscheinen. Dadurch weiß der Arzt sehr genau, wo er bei einem verwirrenden Beschwerdespektrum zunächst ansetzen soll.

Anderenfalls kann nämlich Folgendes passieren, was ich in einigen Fällen selbst erlebt habe: Patienten berichten ausschweifend über die unterschiedlichsten anamnestischen Daten von Schienbeinbrüchen, über durchgeführte Unterleibsoperationen, eine vor wenigen Jahren erfolgte Darmkrebsoperation, dazu hohen Blutdruck, ungünstige Blutfettspiegel und bislang ungeklärte Schwindelattacken. Nun sollte man meinen, dass für den Patienten die Abklärung der Schwindelattacken und eine möglicherweise sinnvolle Nachbehandlung nach der noch nicht lange zurückliegenden Krebsoperation im Mittelpunkt steht. Tatsächlich kam aber nach mehreren Tagen ein Anruf, man sei ja auf das eigentliche Thema, „weswegen ich überhaupt gekommen bin", nämlich den Nagelpilzbefall am rechten Fuß und den zunehmenden Haarausfall, überhaupt nicht eingegangen …

Notieren Sie sich Name und Dosierung Ihrer Medikamente

Erfahrungsgemäß interessieren sich dafür nur relativ wenige Patienten, sodass den meisten, wenn überhaupt, die Namen der eingenommenen Medikamente nicht oder nur ungefähr geläufig sind. Deswegen: machen Sie eine Notiz oder bringen Sie ganz einfach die Packungen oder den Waschzettel der von Ihnen eingenommenen Medikamente mit, dann kann es von vornherein keine Verwechslungen geben und der Arzt weiß ganz genau, womit behandelt wurde.

Verheerend ist es, wenn Sie nur die Farbe der Tabletten nennen können. Dadurch sind jedes Mal erneute Rückfragen beim vorbehandelnden Arzt oder Krankenhaus erforderlich und es verzögert in jedem Falle die weitere Behandlung.

Fragen Sie Ihren Arzt – aber kurz und gezielt

Wenn Sie gezielte Fragen an Ihren Arzt haben sollten, also wenn Sie beispielsweise über ein neues Medikament oder Diagnoseverfahren in der Zeitung gelesen haben und wissen möchten, ob dies auch für Sie sinnvoll ist, schreiben Sie sich diese Fragen auf. Oft sind Patienten verständlicherweise in der Arztsprechstunde sehr aufgeregt, so dass sie viele Dinge, die sie eigentlich fragen wollten, vergessen. Fassen Sie sich aber auch dabei kurz. Stellen Sie keinen dreiseitigen Fragenkatalog zusammen – so viel Zeit hat Ihr Vertragsarzt doch nicht. Lediglich der Privatarzt könnte die hierfür erforderliche Zeit einplanen. Notieren Sie auch die Fragen nach der Wichtigkeit und heben Sie sich weitere Fragen eventuell für einen anderen Termin auf.

Zweitmeinung einholen – Wann sinnvoll, wann wichtig?

Als pauschale Faustregel kann gelten: Je eingreifender womöglich die vorgeschlagene Behandlung von einer Diagnose abhängt, umso eher kann das Einholen einer Zweitmeinung sinnvoll sein.

Ein Beispiel

Bei einer Frau Mitte vierzig wird im Rahmen einer Mammographie ein verdächtiger Befund im Brustbereich entdeckt. Der behandelnde Arzt rät zu einer Brustoperation, mindestens aber einer Gewebsprobeentnahme. Hier kann es sinnvoll sein, das Mammographiebild noch einmal einem zweiten Arzt vorzulegen, falls irgendwelche Zweifel an der Diagnose bestehen sollten.

Unsinnig ist es dagegen, wenn Sie erhebliche Schmerzen beim Wasserlassen mit blutigem Urin verspüren und der Arzt anhand der Urin- und Blutuntersuchung einen gravierenden Harnwegsinfekt entdeckt. Was soll in diesem Fall das Einholen einer Zweitmeinung? Die Diagnose ist klar und auch die einzuschlagende Therapie, nämlich der Einsatz von Antibiotika, um einen aufsteigenden Harnwegsinfekt zu verhindern.

Was Sie aber auch in einem solchen Fall fragen können: Gibt es sinnvolle Begleitmaßnahmen, um den Heilungsprozess zu unterstützen, z. B. der Einsatz von Harntees, feucht-warme Kompressen auf Blase und Kreuzbein und ggf. die Einnahme von mikrobiologischen Präparaten zum Schutz der natürlichen Darmflora während der Antibiotikaeinnahme.

Unklarer Prostatabefund – ein typischer Grund, eine Zweitmeinung einzuholen

In den letzten zehn Jahren wurden mehr und mehr Prostatakarzinome in Frühstadien entdeckt – nicht zuletzt durch die verbesserte Ultraschalltechnik, vor allem aber durch die Einführung des Bluttestes

PSA, des prostataspezifischen Antigens. Er gilt heute als der zuverlässigste aller Krebsmarker. Trotzdem gibt es viele Situationen, bei denen die daraus folgenden Handlungen durchaus kontrovers diskutiert werden können.

Aus der Praxis

Behandlung beim Homöopathen

Bei einem Mann Anfang 70 wird ein mäßig erhöhter PSA-Wert im Blut entdeckt. Bei der Ultraschalluntersuchung und der Abtastung erscheint eine etwas inhomogene Prostata. Der Urologe empfiehlt eine Gewebsprobe, um ein Prostatakarzinom zu sichern oder auszuschließen. Dass verständlicherweise hier viele Betroffene zurückschrecken, ist gut verständlich: Nie hat jemand bewiesen, dass nicht durch derartige Punktionen Krebszellen in frühen Phasen verschleppt werden und später einer Metastasierung Vorschub leisten können: Eine Blindbiopsie der Prostata birgt zudem durchaus die Gefahr in sich, dass am eigentlichen Karzinom – sofern überhaupt vorhanden – vorbeigestochen wird. Steigt der Wert dann weiter an, müsste man eine so genannte Serienbiopsie durchführen, also das Organ quasi siebartig durchlöchern, um alle relevanten Stellen zu erwischen. Dass auch dies mit einer möglichen Zell- und Keimstreuung verbunden sein kann und auch unangenehm ist, ganz abgesehen von der Gefahr möglicher Entzündungen, leuchtet ein. Hinzu kommt: Bei Männern über 70 wird im Regelfalle von der operativen Radikalentfernung der Prostata abgesehen. Dies deshalb, weil internationale Statistiken zeigen, dass bei über 70-Jährigen auch bei totaler operativer Entfernung des Prostatakarzinoms meist keine längeren Überlebensraten zu erwarten sind, als wenn man nicht operiert und das Karzinom mit Hormonbehandlungen therapeutisch angeht. Nun könnte man kritisch fragen: Was soll dann in diesem Fall überhaupt die Biopsie?

Steigt der PSA-Wert bei folgenden Kontrollen rasch an in zweistellige Bereiche, ist das Karzinom wahrscheinlich. Dann kann man je nach Situation auch an eine Bestrahlungstherapie oder Antihormonbehandlung denken – ggf. auch ohne Biopsie. Bei vielen Patienten werden die Werte aber über Jahre hinweg in einem leicht erhöhten Bereich einer Grauzone schwanken (zwischen 4 und 10), ohne sichere Hinweise für einen sich ausbreitenden Krebs.

Aus Erfahrungen mit zahlreichen Patienten kann ich bestätigen, dass ein sorgfältiges begleitendes Beobachten, das so genannte „watchfull waiting", dezenter und vor allem für die Patienten günstiger ist als forsches Darauflostherapieren mit radikalen Eingriffen.

Werden Sie mündig!

Merkwürdigerweise – ich habe es nie recht verstanden – gibt es zahlreiche Ärzte, die indigniert bis unwirsch reagieren, wenn Patienten durch Nachfragen genauere Begründungen für vorgeschlagene diagnostische Verfahren oder auch Therapien haben möchten. Anstatt froh zu sein, dass der Patient aktiv am weiteren Untersuchungs- und Therapiegang teilhaben möchte, statt nur passiv alles über sich ergehen zu lassen, resultieren mitunter Reaktionen wie „Das braucht Sie nicht zu interessieren" oder „Sie mit Ihrem angelesenen Halbwissen."

Wenn Sie auf solche Reaktionen stoßen, sollten Sie prompt den Arzt wechseln.

Der „gute Arzt" wird Ihnen schon begründen können, warum er in einer bestimmten Situation eine Darmspiegelung und nicht die Ultraschalluntersuchung erwägt oder einen Betablocker statt eines ACE-Hemmers zur Behandlung des hohen Blutdrucks vorschlägt oder warum ein pflanzliches Mittel wirklich nicht ausreicht und ein Antibiotikum unumgänglich ist.

Vergessen Sie aber eines nicht: Medizin ist keine exakte Wissenschaft, auch wenn manche Koryphäen versuchen, es anders darzustellen und glauben, mit statistischen „Doppelblindversuchen" könne man alles exakt beweisen. Medizin ist vielmehr, wie der Arzt und Philosoph Karl Jaspers es formulierte „konkrete Philosophie".

Dies soll kein Plädoyer für eine „Schwafelmedizin" darstellen in der alle „irgendwie" Recht hätten. Nein: Behandlungsleitlinien oder Standards haben vor allem bei exakt definierten Krankheitsbildern oder Notfällen durchaus ihren Sinn – als Orientierungshilfe für den Arzt. Die Möglichkeit einer Anpassung und Abänderung dieser Richtlinien an die individuelle Situation des Patienten muss aber erhalten bleiben.

Und trotzdem: noch so starke Versuche, die Medizin zu vereinheitlichen, werden nicht verhindern können, dass zu einem Beschwerdebild unterschiedliche ärztliche Meinungen über die diagnostische und therapeutische Vorgehensweise geäußert werden. Dies beginnt schon mit der Diagnose. Gemeinhin heißt es, erst nach exakter Diagnosestellung kann eine Erfolg versprechende Therapie eingeleitet werden. Eine höchst naive Auffassung. Im Regelfall wird sich eine absolut exakte Diagnose nicht stellen lassen, schon gar nicht in der Praxis des niedergelassenen Arztes. Er wird vielmehr anhand der Anamneseschilderung und Symptomatik eine Verdachtsdiagnose erheben und eine entsprechende Behandlung einleiten. Anders ließe sich Medizin überhaupt nicht betreiben. Aber auch in der modernen Klinik wird sich eine genaue Diagnose trotz aller apparativen Möglichkeiten ebenfalls oft nicht stellen lassen. Vor allem dann, wenn das Krankheitsbild „funktionell" oder „psychosomatisch" geprägt ist. Wohl aber bringt die moderne Diagnostik eine Fülle fragwürdiger Nebenbefunde zutage: von degenerativen Veränderungen der Wirbelsäule – an der 100 Prozent der 50-Jährigen leiden – über ein paar Extraschläge im EKG bis hin zu einer kleinen Nierenzyste, die zufällig bei der Ultraschalluntersuchung entdeckt wurde. Paracelsus lässt grüßen indem er sagte: „Die modernen Ärzte suchen, wo nichts ist, und finden, was nichts ist."

Absolut exakte Diagnosestellung ist in den meisten Fällen – wenn überhaupt – nur durch den Pathologen oder Rechtsmediziner möglich.

Für den Patienten mag dies verwirrend und alarmierend erscheinen, wünschte er sich doch die **eine** klare Meinung. Doch es eröffnet auch Chancen: fangen Sie an, sich selbst über Ihre Krankheit zu informieren. Recherchieren Sie in der Buchhandlung, in der Bibliothek oder im Internet. Besuchen Sie Volkshochschulkurse und hören Sie sich medizinische Fachvorträge an, schließen Sie sich einem Gesundheitsverein oder einer Selbsthilfegruppe an.

Dies erlaubt Ihnen, zunehmend selbst zu werten und bei etwaigen Entscheidungen über medizinische Therapien wirklich mitzubestimmen.

Gerade in einem zukünftigen Gesundheitssystem, in dem verstärkt mit Rationierungen gerechnet werden muss, gilt:

Werden Sie selbst ein Stück weit „Experte".

Anhang

Modifizierte mediterrane Kost

Montag

Frühstück:

2 Scheiben Vollkornbrot aus fein vermahlenem Mehl gebacken (gilt für jede Mahlzeit mit Brot, da es besser verträglich ist!), Butter, Fruchtaufstrich = Konfitüre mit erhöhtem Fruchtanteil aus Reformhaus oder Bioläden, Kräutertee

Zwischenmahlzeit:

Ein paar Radieschen oder anderes klein geschnittenes Gemüse (wie Paprika, Gurke, Rettich, Tomaten oder Möhren)

Mittagessen:

Salat aus 200 g Gurken mit Essig/Olivenöl-Marinade und viel Dill, 2–3 mittelgroße Pellkartoffeln, 150 g Möhren, 250 g Steckrüben in Gemüsehefebrühe dünsten, mit kaltgepresstem Olivenöl und Kräutern abschmecken

Zwischenmahlzeit:

150 ml Buttermilch

Abendbrot:

Gemüseeintopf aus Kartoffeln, Adzukibohnen, Mais mit Kräutern, besonders mit Bohnenkraut und Majoran, Salz und Pfeffer würzen; Bohnen über Nacht einweichen lassen und ungesalzen kochen, Kräutertee, Mineralwasser

Dienstag

Frühstück:

50 g Hirseflocken, ca. 200 g Joghurt, ½ zerdrückte Banane und Rosinen miteinander gut verrühren, Kräutertee oder Malzkaffee

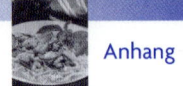

Zwischenmahlzeit:
Obst nach Jahreszeit

Mittagessen:
Salat (grüner Salat, Tomatensalat) mit Essig/Rapsöl-Marinade
Gemüsenudeln: 70 g Nudeln bissfest garen, 200 g Gemüse (wie Karotten und Mais) in etwas Gemüsehefebrühe andünsten, mit Salz, Pfeffer und Kräutern würzen, die Nudeln und 40 g geriebenen Käse dazugeben, mischen und noch einmal abschmecken, evtl. 1 Tl Oliven- oder Rapsöl dazugeben

Zwischenmahlzeit:
Gemüsesticks (Gurkenscheiben, Paprikaschnitze, Tomatenstücke, Möhrenstifte, Kohlrabistifte)

Abendbrot:
Zucchini-Creme-Suppe: 150 g Kartoffeln und 250 g Zucchini klein schneiden, in ½ l Wasser kochen, pürieren, evtl. noch etwas Wasser dazugeben. Mit Gewürzen und etwas Rapsöl abschmecken. Dazu noch etwas Brot mit Oliven.

Mittwoch

Frühstück:
3–4 Scheiben Roggenknäckebrot mit Butter und Honig, Malzkaffee

Zwischenmahlzeit:
1 Becher Naturjoghurt (je nach Jahreszeit können frische Früchte untergemischt werden)

Mittagessen:
Paprika-Rohkost, 150–200 g Fleisch nach Wahl, Vollkornreis, Fenchelgemüse in Gemüsebrühe

Zwischenmahlzeit:
Je nach Jahreszeit: Erdbeeren, Mandarinen, 1 Apfel

Abendbrot:
Italienische Antipasti: Oliven, eingelegter Knoblauch, mit Frischkäse gefüllte Tomaten oder Paprika, Schafskäse, Fladenbrot, etwas Rotwein

Donnerstag

Frühstück:

40 g Weizen oder Dinkel mahlen, in 100 bis 150 ml Wasser kurz aufkochen, mit ½ zerdrückten Banane, 1 geriebenen Apfel, Trockenfrüchten nach Wahl vermischen, zur Abwechslung können auch Nüsse oder 1 TL Rapsöl (geschmacksneutraler als Olivenöl) zugegeben werden. Dieses Frühstück kann nach Belieben abgewandelt werden.

Zwischenmahlzeit:

30 g Nüsse: Walnüsse, Mandeln oder Paranüsse

Mittagessen:

Portion Möhrenrohkost, Essig-Oliven-Öl-Marinade, Salz, Pfeffer, Kräuter.

Kartoffelbrei selbst hergestellt mit Milch, Pfeffer, Salz, Muskat; 300 g Zucchini und 200 g Auberginen in Gemüsehefebrühe dünsten (die Brühe etwas großzügiger bemessen, damit sie gleichzeitig als Soße fungieren kann). Je nach Jahreszeit können auch Rosenkohl, Sellerie, Weißkraut, Rotkohl, frische Bohnen oder Kohlrabi verwendet werden. Dazu gibt es Grünkernbratlinge mit frisch geschnittenem Salbei oder ein kleines Stück Salbei-Schnitzel

Zwischenmahlzeit:

1 Tomate oder anderes Gemüse der Jahreszeit, alternativ eine Auswahl italienischer Antipasti

Abendbrot:

Feldsalat, statt mit Speck mit gerösteten Sonnenblumenkernen oder Pinienkernen servieren, Spätzle mit Linsengemüse (Linsen, Zwiebeln, Karotten, Lauch, Honig, Essig), verdünnter Fruchtsaft

Freitag

Frühstück:

2 Scheiben Vollkornbrot, Butter, etwas Käse, Kräutertee oder Malzkaffee

Zwischenmahlzeit:

2 Scheiben Knäckebrot mit Vitadella (oder einem anderen vegetarischen Brotaufstrich aus dem Reformhaus oder Naturkostladen)

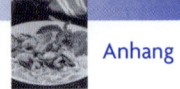

Mittagessen:
Salat: Zuckerhut- oder Eichblattsalat mit Schmand, Essig, Salz, Pfeffer, gedünstetes Fischfilet nach Wahl, 2–3 mittelgroße Pellkartoffeln, 150 g Möhrengemüse

Zwischenmahlzeit:
100 g Bananenquark oder anderen selbst hergestellten Früchtequark

Abendbrot:
Gemüseeintopf aus Kartoffeln, Möhren, Zucchini, Mais mit viel Kräutern, Salz und Pfeffer würzen, 1 TL Rapsöl; Mineralwasser

Samstag

Frühstück:
Brot, Brei oder Obst der Jahreszeit, Kräutertee, Malzkaffee

Zwischenmahlzeit:
Einige Radieschen, 1 Scheibe Knäckebrot

Mittagessen:
Gemüse-Polenta-Auflauf: 300 g Gemüse (zum Beispiel Brokkoli, Erbsen, Möhren) in Gemüsehefebrühe dünsten, 50 g Polenta in 150 ml Gemüsebrühe kochen, schichtweise Gemüse und Polenta in gefettete Auflaufform geben, würzen, mit Käse und Sonnenblumenkernen bestreuen, bei 180 °C überbacken, Tomatensoße dazu reichen.

Zwischenmahlzeit:
1 Apfel oder Obst der Jahreszeit oder Nüsse

Abendbrot:
Spaghetti aus Hartweizengrieß mit Knoblauch-Olivenöl-Soße, frischem Basilikum

Sonntag

Frühstück:
3 Scheiben Vollkornbrot oder 2 Vollkornbrötchen, Butter, Aufstrich nach Wahl, 1 Ei, Kräutertee oder Kaffee

Zwischenmahlzeit:
30 g Nüsse

Mittagessen:
Hirse mit Ratatouille, Maistortillas mit Apfelmus

Zwischenmahlzeit:
2 Scheiben Knäckebrot mit Kräuterfrischkäse (Exquisa, Philadelphia)

Abendbrot:
Großer, gemischter Salatteller: grüner Salat, Gurken, Paprika, Essig-Öl-Marinade, dazu gibt es Pellkartoffeln oder Vollkorn-Chiabatta-Brot; 1 Glas Rotwein

Rezepte

Hirse

70 g Hirse
150 ml Wasser
½ Lorbeerblatt
½ Bund glatte Petersilie
Kräutersalz
nach Belieben Knoblauch und Zwiebel

Hirse heiß waschen und in einem trockenen Topf unter ständigem Rühren leicht anrösten, bis sie angenehm duftet. Mit Wasser aufgießen, das Lorbeerblatt zugeben. 10 Minuten zugedeckt köcheln, dann auf der ausgeschalteten Herdplatte ca. 20 Minuten ausquellen lassen. Lorbeerblatt herausnehmen, gehackte Petersilie untermischen, mit Kräutersalz, Pfeffer und anderen Kräutern würzen. Evtl. 40 g geschmolzene Butter dazugeben.

Ratatouille

50 g Zucchini,
50 g Auberginen
100 g Fleischtomaten,
1 EL Olivenöl
½ EL trockener Rotwein
2 EL Wasser

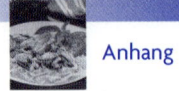

Rosmarin
½ TL Tomatenmark
Kräutersalz
schwarzer Pfeffer aus der Mühle
1 Stengel Basilikum
1 Zweig Thymian

Die Zucchini der Länge nach halbieren und in Scheiben schneiden. Tomaten häuten, in Stücke schneiden. Olivenöl in einer großen Pfanne erhitzen. Zucchini und Aubergine hinzufügen. Mit Rotwein und Wasser aufgießen, Rosmarin dazugeben. 20–25 Minuten zugedeckt garen. Tomatenstücke bei kleiner Hitze mitköcheln. Mit Tomatenmark, Kräutersalz und Pfeffer würzig abschmecken. Basilikum und Thymianblättchen untermischen.

Mexikanische Tortillas mit Apfelmus

25 g Mais fein gemahlen
5 g Weizen fein gemahlen
60 g Wasser,
1 TL Sonnenblumenöl
1 Prise gemahlener Koriander
1 Prise Salz
Öl oder ungehärtetes Kokosfett zum Backen

Alle Zutaten verrühren und den Teig zugedeckt 2 Stunden quellen lassen. Danach etwas Fett in einer Pfanne erhitzen, 1 EL Teig hineingeben, Pfanne schräg halten, so dass der Teig zu einem dünnen Fladen verläuft (der Teig muss von suppenartiger Konsistenz sein, damit das Rezept gelingt). Bei starker Hitze so lange backen, bis sie sich leicht von der Oberfläche lösen, umdrehen und goldbraun backen. Dazu Apfelmus reichen.

Abfastentage

1. Abfastentag

Morgens:
Bittersalz, Tee, 1 reifer, klein geschnittener Apfel, der gut gekaut wird

Mittags:
Kartoffel- oder Kartoffel-Gemüsesuppe (1 mittelgroße Kartoffel, 1 Karotte und etwas Lauch werden fein geschnitten, in 250 ml Wasser mit etwas Gemüsehefebrühe gedünstet und nach Belieben mit Kräutern wie Majoran, Oregano, Petersilie, Schnittlauch oder Rosmarin abgeschmeckt)

Nachmittags:
Tee mit Honig

Abends:
Kartoffel- oder Kartoffel-Gemüsesuppe

2. Abfastentag

Morgens:
Bittersalz, Tee, 2 Scheiben Knäckebrot mit etwas Butter und Honig

Mittags:
2 Pellkartoffeln, 200 g Möhrengemüse (fein gewürfelt, in etwas Gemüsehefebrühe und Wasser angedünstet)

Nachmittags:
evtl. 1 Apfel

Abends:
2 Tomaten, 10 g Butter, 3 Scheiben Knäckebrot

3. Abfastentag

Morgens:
Bittersalz, Tee, 3 Scheiben Knäckebrot, 15 g Butter, Honig; oder ein Schälchen Müsli (Haferflocken, Joghurt, Rosinen, Banane)

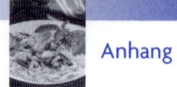

Mittags:

2 Pellkartoffeln, 200 g Spinat mit Gemüsehefebrühe abgeschmeckt

Nachmittags:

Tee und Honig, evtl. 1 Apfel

Abends:

1 Scheibe feines Vollkornbrot, Butter, Radieschen oder Gurke

Radieschen

*schmecken am besten
frisch und knackig*

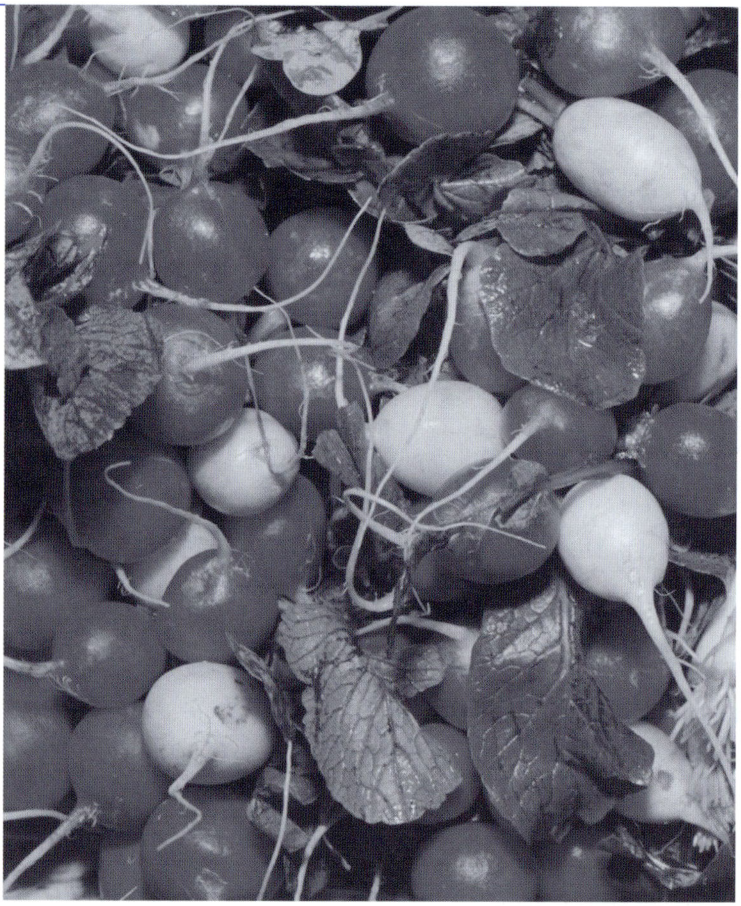

Was ist Rohkost?

Rohkost-Konsum bedeutet, dass **keine gekochte** oder auf irgend eine Weise erhitzte Kost gegessen wird. Im Klartext: Es ist **frisches** Obst und Gemüse oder tiefgekühltes Obst und Gemüse, das vor dem Einfrieren nicht erhitzt wurde.

Rohes Obst: Äpfel, Birnen, Bananen, Zwetschgen, Erdbeeren, Brombeeren, Himbeeren, Trauben, Ananas, Kiwi, Orangen, Mandarinen, Avocado, Papaya, Mango

Salate: grüner Salat, Eichblattsalat, Endiviensalat, Chicorée, Lollo Rosso, Radicchio-Salat, Gurkensalat, Tomatensalat, Paprikasalat, Radieschen, Rettich

Rohes Gemüse als Salatzubereitung: Karotten, Rote Bete, Sellerie, Steckrüben, Blumenkohl, Kohlrabi, Lauch, Zwiebeln, Krautsalat (bei der Zubereitung nicht überbrühen!), Fenchel
Milchsauer vergorenes Gemüse: milchsauer vergorenes Sauerkraut offen aus dem Reformhaus oder Naturkostladen, ansonsten nur selbst hergestelltes vergorenes Gemüse

Gekeimte Sprossen: Alfalfa, Kresse, Bockshornklee, Rettich, Getreide (Weizen, Roggen)

Trockenobst: Aprikosen, Rosinen, Korinthen, Apfelringe, Datteln, Pflaumen, Feigen, alles ungeschwefelte Produkte! **In geringen Mengen einsetzen!**

Nüsse: Walnüsse, Haselnüsse, Cashewkerne, Pecannüsse. **In geringen Mengen einsetzen!**

Kaltgepresstes Öl: Rapsöl, Olivenöl, Sonnenblumenöl, Leinöl. **In geringen Mengen einsetzen!**

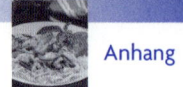

Was gehört nicht zur Rohkost?

Alle Obst- und Gemüseprodukte in Gläsern und Dosen, da sie wegen der sehr langen Haltbarkeit erhitzt wurden (Pasteurisieren = Erhitzen auf 60–70 °C, Sterilisieren = Erhitzen auf 180 °C). Keine Rohkost ist weiterhin blanchiertes Obst oder Gemüse.

Obst und Gemüse: alle Arten von Dosenobst und Gemüsekonserven

Nüsse: Erdnüsse und Pistazien werden geröstet. Daher zählen sie nicht zur Rohkost!

Milch, Milchprodukte (Quark, Joghurt, Käse, Sahne, Schmand, saure Sahne) sind ebenfalls pasteurisiert und zählen deshalb nicht zur Rohkost. Ausnahme: Rohmilchkäse

Getreide in Form von Brot, Toastbrot, Knäckebrot, Zwieback, Plätzchen, Kekse, Torten, Kuchen sind keine Rohkost.

Allgemeine Regeln

Tagsüber sollten Sie bis zu 2 Liter Kräutertee und Mineralwasser trinken. Gelegentlich können Sie auch Gemüsesäfte verwenden. Obstsäfte bitte grundsätzlich mit Wasser verdünnen.

Keine Limonaden, Colagetränke oder Brausen, kein Alkohol!

Wichtig ist die Verwendung von kaltgepresstem Raps- oder Olivenöl.

Die Obstsorten können je nach Jahreszeit und Vorrat in der Tiefkühltruhe sowie je nach Vorrat im Garten eingesetzt und gewählt werden.

Wochenplan

Montag

Frühstück:
Pfefferminztee, 2 Äpfel

Zwischenmahlzeit:
1 Grapefruit

Mittagessen:
Möhrenrohkost: 5 mittelgroße Möhren, 2 Äpfel fein reiben, Rosinen, etwas Apfelsaft, 2 EL Sahne, 3 Walnüsse

Zwischenmahlzeit:
1 Apfel, 2 Mandarinen

Abendbrot:
1 rote Paprika, in Streifen schneiden und unangemacht verzehren, 2 Walnüsse, 1 Birne, Pfefferminztee

Dienstag

Frühstück:
Fencheltee, 1 Scheibe frische Ananas

Zwischenmahlzeit
2 Scheiben frische Ananas (je ca. 1 cm dick)

Mittagessen:
Salat: grüner Salat, Tomatensalat mit Essig/Öl-Marinade, die Portion soll so groß sein, dass sie sättigend ist

Zwischenmahlzeit:
$\frac{1}{2}$ Mango

Abendbrot:
Gurkensalat von einer ganzen Gurke mit viel Dill, Essig/Öl-Marinade, wenig Salz, Pfeffer, Fencheltee

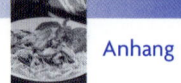

Mittwoch

Frühstück:
1 Apfel, ½ Mango, Melissentee

Zwischenmahlzeit:
1 Banane

Mittagessen:
150 g rohe rote Bete und 2 Äpfel fein reiben, Kümmel, 2 TL Sahne, etwas Öl und Essig, Pfeffer, Salz

Zwischenmahlzeit:
3 Trockenpflaumen, 1 Grapefruit

Abendbrot:
Sauerkrautsalat: 200 g milchsauer vergorenes Sauerkraut fein schneiden, Zwiebeln, Rosinen, 1 gewürfelten Apfel, etwas Knoblauch, 40 g Weintrauben nach Jahreszeit, Pfeffer, Sahne, Essig, etwas Wasser; Melissentee

Donnerstag

Frühstück:
Lindenblütentee, 2 Orangen

Zwischenmahlzeit:
1 Banane

Mittagessen:
Salat aus Paprika (rot/gelb/grün), Essig-Öl-Marinade, Salz, Pfeffer, Kräuter

Zwischenmahlzeit:
1 Banane

Abendbrot:
Rettichsalat: Rettich und Radieschen fein reiben, mit Pfeffer, Salz, Essig und Öl anrichten

Freitag

Frühstück:
2 Scheiben Ananas, Pfefferminztee, Malzkaffee

Zwischenmahlzeit:
5 Zwetschgen, $\frac{1}{2}$ Hand voll Cashewkerne

Mittagessen:
Blumenkohlrohkost: Blumenkohl fein reiben, Marinade: $\frac{1}{2}$ Banane zerdrücken, $\frac{1}{4}$ TL Curry, Pfeffer, Salz, 2 EL Sahne, etwas Wasser

Zwischenmahlzeit:
2 Scheiben Ananas

Abendbrot:
Salat aus gekeimten Sprossen: Alfalfa, Kresse, Bockshornklee laut Anleitung auf der Packung keimen, mit Essig/Öl, Pfeffer, Salz, Paprikapulver; Pfefferminztee oder Malzkaffee

Samstag

Frühstück:
Fencheltee, 1 Orange, 50 g Trauben

Zwischenmahlzeit:
1 Birne, 1 Orange

Mittagessen:
Salat: Zuckerhut- und Eichblattsalat mit $\frac{1}{4}$ Becher Schmand, Wasser, Essig, Salz, Pfeffer

Zwischenmahlzeit:
$\frac{1}{2}$ Hand voll Haselnüsse und $\frac{1}{2}$ Hand voll Rosinen, 5 ungeschwefelte Aprikosen

Abendbrot:
Lauchsalat: 150 g Lauch in feine Ringe schneiden, 1 mittelgroße Möhre fein raspeln, $\frac{1}{4}$ Zwiebel fein würfeln, ausnahmsweise 50 g fein geschnittenen Käse, 1 Zehe Knoblauch, Paprikapulver, Chilipulver, Pfeffer, wenig Salz, 3 EL Schmand, etwas Wasser; Fencheltee

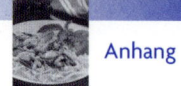

Sonntag

Frühstück:
5 Trockenpflaumen, 1 Apfel, Malzkaffee

Zwischenmahlzeit:
150 g Trauben

Mittagessen:
Gurkensalat von einer ganzen Gurke mit viel Dill, Essig/Öl-Marinade, Wasser, 2 TL Sahne, Salz, Pfeffer, Fencheltee

Zwischenmahlzeit:
2 Kiwis

Abendbrot:
großer, gemischter Salatteller: grüner Salat, ¼ Gurke, ¼ Zwiebel, ½ Paprika, etwas Rettich, Essig-Öl-Marinade; Malzkaffee

Adressen

Auswahl geeigneter Fastenkliniken:

- Klinik Dr. Otto Buchinger (Chefarzt Dr. med. Andreas Buchinger)
  Forstweg 39, 31812 Bad Pyrmont, Tel: 05281/1660

- Klinik Buchinger am Bodensee
  (Chefarzt Dr. med. Christian Kuhn)
  Wilhelm Beck-Str. 27, 88662 Überlingen, Tel: 07551/8070

- Kurparkklinik (Chefarzt Dr. med. Gunther Hölz)
  Gällertstr. 10, 88662 Überlingen, Tel: 07551/806237

- Klinik am Warteberg
  Werner-Eisenberg-Weg 3
  37213 Witzenhausen, Tel: 05542/5060

- Malteser-Klinik von Weckbecker
  (Ärztlicher Direktor: Dr. med. Norbert Lischka)
  Rupprechtstr. 20, 97769 Bad Brückenau, Tel: 09741/830

- Kurhaus Dhonau (Ärztlicher Leiter Dr.med. Axel Bollant)
  55566 Bad Sobernheim/Nahe, Tel: 06751/93390

Weitere Informationen vermittelt:

- Ärztegesellschaft Heilfasten und Ernährung
  Wilhelm-Beck-Straße 27, 88662 Überlingen, Tel: 07551/807–805

Hinweis

Die in diesem Buch erwähnten Präparate waren zum Zeitpunkt der Manuskripterstellung im Handel. Es ist jedoch möglich, dass zwischenzeitlich aufgrund der Mitte 2003 in Kraft getretenen Löschliste einige dieser Präparate nicht mehr erhältlich sind. Fragen Sie in diesem Fall Ihren Arzt oder Apotheker nach einem Ersatzpräparat.